JN043652

よだれ先生の「超実践講義」

「噛む」からはじめる
「食育の新常識」

高齢者
＆
介護ケア編

日本歯科大学新潟生命歯学部
食育・健康科学講座 客員教授

中野智子

徳間書店

はじめに

「100歳を超えたお年寄りは、日本に何人いると思いますか？」

　おそらく想像がつかないでしょう。

　100歳を超えていた双子のきんさんぎんさんがテレビで話題になった頃には、100歳超えは珍しかったものです。ところが今や、7万人！

　日本は超高齢100年時代といわれるほど元気なお年寄りが増えてWHO（世界保健機構）では、健康寿命が4年連続世界1位と報告されています。健康寿命とは、寝たきりにならず自分の意志で健康に生きる期間をいいます。美味しいものを食べ旅行に行き、おしゃべりをして楽しいと感じる期間です。

　昔と違い核家族化や共稼ぎなど社会生活が変わり、デイサービスや介護施設で健康の補助が行われるようになりました。私も100歳超えのおばあちゃんをまじかに看ます。確かに足が悪く歩くことも、会話も十分ではありません。それでも食事は楽しみにされています。好きな食べ物は口を大きく開けて催促され、嫌いなものは口を閉じたまま。栄養のバランスより、好きなものをたくさん食べさせてあげたいと感じます。

長生きすることは、家族や周りの人たちを幸せにしてあげることです。

　自分一人だけでは長生きできません。少しでも健康で長生きでき「長生きして良かった」と感じてもらうには、どのような工夫が必要なのでしょうか。家族はどのような見守りが望ましいのでしょうか。誰もがいつかは「おじいちゃん、おばあちゃん」と呼ばれる時期が来ます。元気ではつらつとした高齢者になれるよう、この本が参考になればと願っています。

　そして私も、いずれ100歳超え７万人の仲間に入れるように、いつまでも若々しく可愛らしいおばあちゃんになって、生きていきたいと思います。

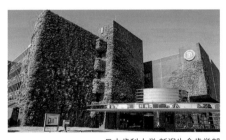

日本歯科大学 新潟生命歯学部

日本歯科大学 新潟生命歯学部
食育・健康科学講座
客員教授　中野 智子

目次 CONTENTS

第1章 年齢区分における食事の変化

　日本の平均寿命は男性81.41歳、女性87.45歳と世界でも上位に入る長寿大国です。

　現在の長寿の背景は終戦後、食糧が十分でなかった幼い頃の食事が、健康の基盤になっていると考えられています。今の私たちは、飽食といわれる時代に生まれ、体格的にも恵まれています。先進医療の進歩からも病気になっても長生きできる時代になっています。私たちの健康が「食事」によってどれほど左右されているのか。一緒に見直してみましょう。

■ 年齢に合わせて変わる食事

　私たちの健康は、長い間の食事の積み重ねが、健康の度合いに表れます。健康による個人差とは、長年習慣づいた食事内容の違い、と考えられています。

　病気になると、真っ先に食事制限の指導を受けます。

　ところが「食べてはいけない」といわれた食材を控えるだけでは、健康改善はできません。実は、食べたいものを我慢することより、代わりとなる食材を選び、食事量を減らさないことが大切なのです。なぜなら食事は栄養だけでなく消化能力、体力にも影響を与えるからです。

　食事の取り方は成長によって大きく、以下の４期に分類されてと考えられます。

❖１期　離乳時期

　離乳とは、将来何でも食べることができるように「噛む」訓練を始めとした口腔内環境を整えることです。「離乳食」は栄養摂取の中身より、

食事をするための習慣づけ(食べる時間、量、咀嚼の習慣づけ、姿勢、食後の歯ブラシなど)が目的です。

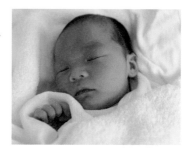

よく「なぜ生後6か月で離乳食を始めるのでしょうか?」と質問をします。すると「母乳では、栄養が足りなくなるからです」という答えが決まって返ってきます。

母乳も粉ミルクも栄養たっぷりで、栄養不足の心配はありません。

赤ちゃんの時点では、まだ歯が生えていません。舌も大人と違い、自由自在に動かせません。離乳食を食べることが、咀嚼の習慣づけにつながり「舌を使う訓練」「噛む訓練」「唾液を出す訓練」となるのです。この訓練こそが、将来の健康の礎を作るといえます。

実は乳歯、永久歯とも既に、おかあさんのおなかにいる時期にできています。離乳食から噛んで食事をするうちに、隠れている乳歯が順番に顔を出すのです。この時期にしっかりと咀嚼の練習を行い、隠れている乳歯がしっかりと生えそろうことが大切です。

そのためには、食事の時間帯や量だけでなく、睡眠時間をしっかりとることも忘れてはいけません。

❖ 2期　学童期

体格(身長、体重など)が伸び、味覚、嗜好、内臓機能のいずれも完成し、大きく成長する時期です。

身長、体重、運動能力など、成長には大きな「個人差」があります。かつては身長が低い、太り気味、手足が細い…などは遺伝的な要素と考えられてきました。ところが体型は遺伝的要素より、学童期の食生活によって決まることがわかってきました。

学童期の食事は親の仕事ですから、責任重大です。但し、学校での集団生活を通して、自己管理がしやすく改善しやすい時期でもあります。

昔と違い核家族化、共稼ぎなどの生活の変化により、家庭だけの問題としてでなく、社会全体の問題として取り組むべきだからです。

その問題点とは、

① 孤食　一人で食べること
② 小食　食が細いこと
③ 庫食　冷凍食品など、電子レンジで温めるだけの食事
④ 戸食　家で食事をしないこと
⑤ 固食　家族で食卓を囲むが、それぞれが違うメニューを食べること
⑥ 呼食　宅配、デリバリーで作った料理を食べること
⑦ コ食　コンビニ食
⑧ 5食　朝食抜き、おやつ、昼食、おやつ、夕食、夜食の5回の食事
⑨ 濃食　味付けの濃い食事のこと
⑩ 超食　食べ過ぎ、飲み過ぎ
⑪ 粉食　咀嚼（そしゃく）がいらないパン、麺、お好み焼きなどの小麦粉中心の食事
⑫ 固色　いつも同じ献立で食べること
⑬ 枯食　スナック菓子、インスタント食など、水分含有量が少ない食事

いずれか、思い当たるはずです。こうした食事の在り方が「健康の舵取り」に大きく影響を与えていくのです。

健康を左右する最大の要因は「遺伝」と考えがちです。

お父さんはお酒は飲まなかったけど、おじいさんが酒のみだったから、隔世遺伝で肝臓が悪い。おばあちゃんもお母さんも肥満だったから、私も肥満体型です…など体つきや体質機能は「遺伝」と思われている方が多いようです。実際の体質は、代々受け継がれている食事の在り方に影響します。

おばあちゃんが作った食事で娘は育ち、娘の作った食事で孫が育ち、孫の作った食事で、次世代のひ孫が育ちます。「味付け」「食事内容」は代々受け継がれていくので、自然と体質も似てくるというわけです。

学童期には「食事の習慣」を通して、体質の基礎が作られるのです。

❖3期　成人期

多くの人が、社会人として働き始める時期です。

学童期に作られた「食事の習慣」が崩れ始め、働き始めると仕事内容に合わせた食生活に変わっていきます。朝食を抜く、職場での短時間での流し込む食事、アルコールを伴う接待…など自宅での食事が減っていく時期です。体力があるので、健康を意識する必要がありません。ところがこの成人期の「食事のツケ」が、ちょっとずつ「高血圧」「高血糖」「高脂血症」などに表れてきます。

30代、40代、50代と加齢と共に、定期健診、成人病検診などを受けると、血液検査の結果にH（高い）という数値がポツポツと見当たるようになるのもこの時期です。

❖4期　高齢者（前期高齢者、後期高齢者）

WHO（世界保健機構）では、65歳以上を高齢者の対象としています。日本では、さらに65歳から75歳を前期高齢者、75歳以上を後期高齢者と区別しています。いずれのお年寄りも、健康と不健康の差が1番激しく表れ、ほとんどの人が何らかの健康問題を抱えて、定期的な医者通いが多い時期です。

①前期高齢者

定年による仕事からの離脱、熟年離婚、夫婦間での死別など、生活習慣が変化しやすい時期です。単身で生活する場合も出てきて、社会とのかかわりが著しく減る場合が予想されます。

やる気や食欲がなくなり、精神的に不安になると食事量が減り、あっという間に筋力が落ちます。筋力が落ちると運動機能が低下し、外出することがおっくうになり、社会との交流が少なくなるという悪循環

に陥りやすいようです。自信と意欲をもって「楽しい」という目標意識を持ちましょう。

②後期高齢者

　健康で長生きするために、食事を見つめ直す大切な時期です。

　これまでは、長生きするために食事制限を強いられてきたのが、80歳を超えると体重減少がないように「食べたいものを食べるように！」と食べることが勧められます。

　80歳を超えると、大病といわれる病気は進行せず寿命が勝る、と考えられます。最近の後期高齢者の健康問題は①誤嚥性肺炎　②認知症（ボケ）　③体重減少（やせ）です。

　いずれも「食べること」が1番の解決法です。

　そのためには「食べたい」「おなかがすいた」と食欲を感じさせることです。日頃から懐かしいもの、匂いがあって食欲をそそるものなど、五感を刺激する工夫を凝らすことが大切でしょう。

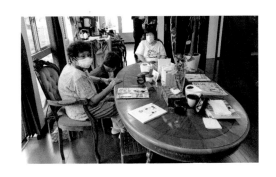

第2章 高齢者におこる様々な問題と解決

1 高齢者の問題 フレイル(虚弱)

　最近、フレイル(虚弱)という言葉を耳にします。フレイル(虚弱)は、病気でなく身体的に、精神的に弱ってきた兆候(きざし)の時期をいいます。私たちの体は、健康、フレイル(虚弱)、要介護、の3段階に分類されます。フレイルは、健康と要介護の中間の状態です。今ご自分の健康状態がどの位置なのか、知ることが大切です。

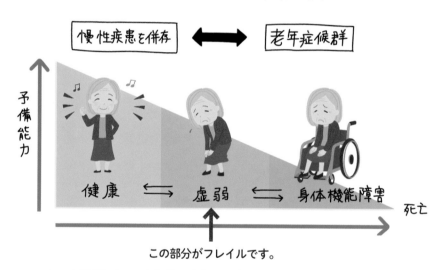

この部分がフレイルです。

　フレイル(虚弱)は、ご家族や周囲の方々の補助により、いくらでも健康に戻すことができます。

　加齢と共に、健康は、身体、栄養、口腔内環境、精神的安定(心)、生活範囲、社会的つながり(社会参加)などのバランスが崩れていきます。一つ欠けるだけで健康のバランスを失い、発病をもたらします。漠然とでも体が思うように動かない、すぐに動悸息切れがする、疲れやすいなどといった、ちょっとした変化がフレイルの入り口なのです。その改善策として口腔内衛生管理を行うだけでも、十分効果が期待できます。

健康のスタート（フレイル管理）は誰でも行える歯みがきからスタート。

　美味しく食べるためには、むし歯や歯周病（ししゅうびょう）の治療だけではなく、噛み合わせ、唾液量（だえき）、舌の汚れや味覚など、広い範囲での管理を行いましょう。

　いつ始めても、決して遅くありません。

　フレイル（虚弱）の見極め方法には、2つあります。①指輪っかテスト②イレブンチェックというものです。まず、ご自分のフレイルの程度を見極めましょう。

①指輪っかテスト

**　人差し指と親指で作った輪で、ふくらはぎの太い部分を囲って、判断するものです。**

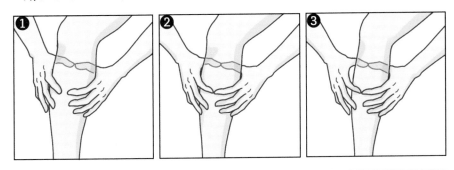

❶ふくらはぎが大きくて、手で作った輪っかで囲めない
❷ふくらはぎと手で作った輪っかがほぼ同じ
❸ふくらはぎが手で作った輪っかより、だいぶん小さく隙間ができる

　若い頃は、細いふくらはぎに憧れました。ところが高齢になると、さらに細くなり、❸手で作った輪っかより細いふくらはぎになっていきます。この加齢による筋肉量の減少した状態❸を「サルコペニア」といいます。

　高齢になると、❶手で作った輪っかより大きいふくらはぎが望ましいのです。

　フレイルは、「栄養」「運動機能」「社会参加」などのバランスが欠ける

ことで症状が進み、最終的には「寝たきり」になってしまいます。

　そうならないために要支援、要介護の入り口としてデイサービスなどを利用できるようになっています。自分の意志で負担なく動ける時間を少しでも長く持てるように「意識と意欲」をもってもらいたいものです。

②イレブンテスト

**　次の11の質問に答えて、栄養状態、運動能力や社会性を健康時と比較する方法です。**

栄養	1.ほぼ同じ年齢の同性と比較して健康に気をつけた食事を心がけていますか	はい	いいえ
	2.野菜料理と主菜(肉または魚)両方とも毎日2回以上食べていますか	はい	いいえ
口腔	3.「さきいか」「たくあん」などの硬さの食品を普通にかみきれますか	はい	いいえ
	4.お茶や汁物でむせることがありますか	いいえ	はい
運動	5.1回30分以上の汗をかく運動を週2日以上、1年以上実施していますか	はい	いいえ
	6.日常生活で、歩行または同等の身体活動を1日1時間以上実施していますか	はい	いいえ
	7.ほぼ同じ年齢に同性と比較して歩く速度が速いと思いますか	はい	いいえ
	8.昨年と比べて外出する回数が減っていますか	いいえ	はい
社会性	9.1日に1回以上は、誰かと一緒に食事をしますか	はい	いいえ
	10.自分が活気にあふれていると思いますか	はい	いいえ
	11.何よりもまず、物忘れが気になりますか	いいえ	はい

　右側に多くチェックが付いた人は、フレイルの可能性が高いという評価です。

　さらに13ページにあるフレイルの基本チェックリストで、確認してみてください。

No.	質問項目	回答 (いずれかに〇をお付けください)		
1	バスや電車で外出しますか	0.はい	1.いいえ	
2	日用品の買い物をしていますか	0.はい	1.いいえ	
3	預貯金の出し入れをしていますか	0.はい	1.いいえ	
4	友人の家を訪ねていますか	0.はい	1.いいえ	
5	家族や友人の相談にのっていますか	0.はい	1.いいえ	
6	階段を手すりや壁をつたわらず昇っていますか	0.はい	1.いいえ	運動
7	椅子に座った状態から何もつかまらずに立ち上がっていますか	0.はい	1.いいえ	
8	15分位続けて歩いていますか	0.はい	1.いいえ	
9	この1年間に転んだことがありますか	1.はい	0.いいえ	
10	転倒に対する不安は大きいですか	1.はい	0.いいえ	
11	6ヶ月間で2～3kg以上の体重減少がありましたか	1.はい	0.いいえ	栄養
12	身長　　　cm　体重　　　kg（BMI）（注）			
13	半年前に比べて固いものが食べにくくなりましたか	1.はい	0.いいえ	口腔
14	お茶や汁物等でむせることがありますか	1.はい	0.いいえ	
15	口の渇きが気になりますか	1.はい	0.いいえ	
16	週に1回以上は外出していますか	0.はい	1.いいえ	閉じこもり
17	昨年と比べて外出の回数が減っていますか	1.はい	0.いいえ	
18	周りの人から「いつも同じことを聞く」などの物忘れがあるといわれますか	1.はい	0.いいえ	認知症
19	自分で電話番号を調べて、電話をかけることをしていますか	0.はい	1.いいえ	
20	今日が何月何日かわからない時がありますか	1.はい	0.いいえ	
21	（ここ2週間）毎日の生活に充実感がない	1.はい	0.いいえ	うつ
22	（ここ2週間）これまで楽しんでやれていたことが楽しめなくなった	1.はい	0.いいえ	
23	（ここ2週間）以前は楽にできていたことが今ではおっくうに感じられる	1.はい	0.いいえ	
24	（ここ2週間）自分が役に立つ人間とは思えない	1.はい	0.いいえ	
25	（ここ2週間）わけもなく疲れたような感じがする	1.はい	0.いいえ	

（注）BMI（＝体重[kg]÷身長[m]÷身長[m]）が18.5未満の場合に該当とする。

基本チェックリストでは、以下の1から4までのいずれかに該当する場合は、要注意です。

> ❶1から20までの項目のうち10項目以上に該当する者
> ❷6から10までの5項目のうち3項目以上に該当する者
> ❸11及び12の2項目すべてに該当する者
> ❹13から15までの3項目のうち2項目以上に該当する者

　働き盛りの時期は、メタボリックシンドローム（内臓脂肪症候群）略して「メタボ」が生活習慣病の引き金になると問題視されてきました。メタボは太り過ぎが原因で、高血圧や心臓病、糖尿病など様々な病気を誘発します。早目の予防を目的に、40歳〜74歳を対象としたメタボ検診が行われてきました。

　高齢者になると、メタボ予防以上にフレイル予防が大切です。

　BMI（ボディマス指数）を気にして食事制限をするあまり、タンパク質から筋肉を作る働きが弱くなり、サルコペニア（筋肉量の減少）、フレイル（虚弱）を招くからです。健康を目的とした健康法は、時によっては現状の身体状態とマッチしていない場合があります。

　メタボ対策から栄養不足であるフレイル対策に、どの時期に移行すべきか、この移行が重要なポイントといえるでしょう。

　若い頃スポーツマンだった方々も、高齢者になると、意識は若くても身体能力は知らぬ間に衰えています。気力と体力は一緒ではありません。

　加齢と共に、運動量より食事量による健康管理に移行する時期を考えなければならないのです。

2 高齢者の問題　誤嚥性肺炎の症状

　高齢者にとってまず心配なのが、誤嚥性肺炎と認知症です。

　最近では、コロナ感染症による肺炎の怖さが、認知されるようになりました。私たちは呼吸をすることで、肺から酸素を血液中に取り入

れます。肺炎になると酸素が取り入れられなくなり、命にかかわる問題となるのです。

　2018年には、この「誤嚥性肺炎」が癌(悪性新生物)、心疾患に次ぐ死亡原因第３位になりました。歯科医師による介護施設の訪問診療の取り組みにより、今では誤嚥性肺炎は死亡原因第５位にまで抑えられています。

　誤嚥性肺炎も、コロナ感染症にしても、これといった特効薬がありません。普段からどのような注意が必要なのでしょうか。

誤嚥性肺炎と唾液の関係

　誤嚥性肺炎は、唾液がかかわる病気の一つです。唾液は咀嚼数に比例し、噛むことにより唾液分泌量は増えます。

　唾液は、45歳を超すと次第に減っていきます。加齢と共に軟らかいものを食べるようになり、食事量も少なくなると、さらに唾液量は減ると予想されます。

　昔と比較すると、咀嚼回数すなわち唾液量は減る一方になっています。

◆唾液量の変化のグラフ（１食あたりの咀嚼回数）

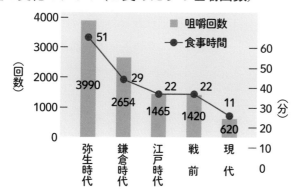

　かつては、「お茶うけ」というちょっとしたお菓子やお漬物をつまみながら、おしゃべりをする光景を見かけました。最近では、ご高齢のご婦

人同士がランチをするリッチな場面に変わりました。人目を気にしてお
しゃれをして、美味しいものを食べて笑顔で笑う。健康には、とてもい
いことです。お茶タイムや友人とのランチは、唾液が減ったことへの対
処法に対する生活の知恵であり、民間療法でしょう。食べること、おしゃ
べりすること、楽しい時間を増やすように心がけましょう。

◆死亡原因の推移

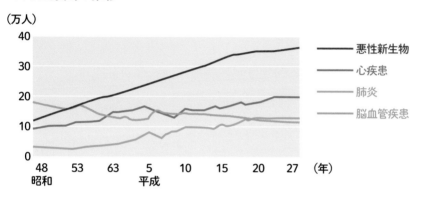

◆2015年死亡原因

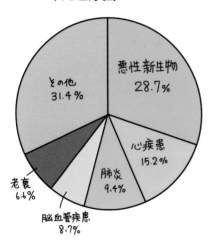

唾液の減少は、肺炎の原因に
なります。肺炎には、加齢による
誤嚥性肺炎、抗がん剤治療の副作
用である唾液減少による間質性肺
炎などがあります。

2015年、肺炎で死亡する人が死
亡原因の第3位になりました。そ
の96.9％が65歳以上です。そのう
ちの実に70％が、誤嚥による肺炎
発症です。

私たちは口から食べて咽頭から食道を経て、胃に食べ物を送り出し
ます。加齢によって食べ物を飲み込む力が弱くなると、食物が誤って

気管や気管支に入り、肺で炎症を起こす。これが誤嚥性肺炎です。

　誤嚥が起きるのは、食事中だけではありません。自分自身の唾液や胃の内容物の逆流でも、誤嚥性肺炎につながります。就寝中も気をつけましょう。

　また、誤嚥性肺炎の意外な原因に「おかゆ」があります。柔らかいトロリとしたものが誤嚥の原因という報告があります。食べやすいからといって油断しないようにしましょう。

◆嚥下性肺疾患診断フローチャート

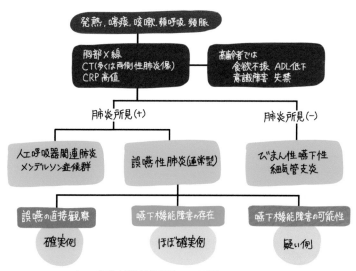

（日本呼吸器学会　医療・介護関連肺炎診療ガイドラインから引用）

誤嚥性肺炎の症状

○呼吸数の増加

○だるさや倦怠感、疲労感がある

○むせがある

○しめった、しわがれた声になる

○食後に痰が増える

○痰に食べ物が混ざる

○常にのどがゴロゴロなる

○濃い痰が出る

○発熱

○寝ていてせき込む

○体重、尿量の減少

誤嚥性肺炎の症状はこれといった特別の症状がなく、なかなか見極めることができません。　症状がなくても普段から、注意して予防することが大切です。

誤嚥性肺炎を防ぐ方法

普段からちょっとした工夫で、誤嚥は防ぐことができます
① 食事中や食事後の姿勢
② 口の中の細菌量を減らす
③ 歯茎マッサージを行う
④ 薬による予防(医者の指示に基づく)
⑤ 食事を通しての嚥下訓練

誤嚥性肺炎の予防

①食事中や食事後の姿勢

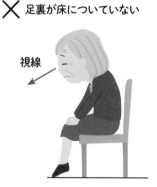
× 足裏が床についていない
視線

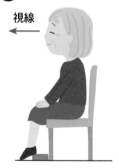
○ 足裏が床についている
視線
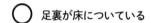

　食事は、可能な限り座位で取らせましょう。椅子に座って食事を取る場合、足置きを置くなど足底が床につくように工夫します。
　足底を床と水平に、椅子が高すぎる時は、空き箱や雑誌を置いて足裏を安定させます。足裏が床につかずぶらぶら状態だと姿勢が悪くなります。食道、胃、腸にかけての消化がスムーズに行われず、影響を及ぼします。床に足裏がつくことで姿勢が安定し、頭と内臓が垂直な位置になります。

食後は胃の内容物の逆流を防ぐために、すぐに横にならず2時間ほどは座位を保ちましょう。

②口腔内（こうくうない）の細菌数を減らす工夫

　口腔内（こうくうない）にはよく歯を磨く人では2000億個、あまり歯を磨かない人で4000～6000億個、全く磨かない人は1兆個の細菌が存在しています。寝起きにコップ一杯の水を飲むのは間違った健康法です。お口の中の細菌が、おなかの中に入って病気の原因になります。朝、目が覚めたらまず、うがいや歯ブラシをして口の中を清潔にするのが肝心。起きたら真っ先に、ぶくぶくうがい！　その後にコップ1杯の水！　順番を間違えないようにしましょう。

　うがいは細菌を洗い流すだけでなく、口輪筋（こうりんきん）やのどの筋力を鍛えることにつながります。衛生面だけでなく、二重顎（あご）やお口周りの美容のためには「うがい」を習慣化したいものです。

　総入れ歯の人も「私は歯がないので細菌はありません」。決してそうではありません。歯のあるなしにかかわらず、口の中は細菌がいっぱい。食事のたびに義歯（ぎし）を外し、義歯（ぎし）ブラシを使って流水で洗浄し、清潔に保ちましょう。

　自分の歯（天然歯（てんねんし））、義歯（ぎし）（入れ歯）を問わず、歯石沈着（しせきちんちゃく）が多い場合は、歯科の先生に清掃をお願いしましょう。

③歯茎マッサージなど口腔内（こうくうない）マッサージを行う

　口輪筋（こうりんきん）や表情筋など、口を動かすには筋力が必要です。若い頃より次第に筋力が弱り、嚥下反射（えんげはんしゃ）も衰えてきます。十分な唾液量（だえき）がなく、粉っぽい食べ物にむせる、気道に入ってむせるなど気になり始めたら、歯茎マッサージを行うことで、嚥下反射（えんげはんしゃ）をよくすることができます。お顔のマッサージも大切ですが、加齢と共に顎（あご）や首のマッサージを行うようにしましょう。

④薬による予防法

咳や嚥下反射をよくするためには、医薬品(予防薬)もあります。医者の指示により処方されるものですから、自己判断で希望するより、専門医の先生の判断に従いましょう。

ちょっとした不都合に「免疫力が下がった」と思い込み、サプリメントを考えている人も多いようです。

「免疫力」は病気になりにくい、予防する力など漠然としたものです。実は健康を維持するための力、病気になりにくい第1の力とは、ご自分の「唾液の力」といわれています。

薬やサプリメントに頼らなくても、自分の唾液の力で健康維持することが望ましいものです。

⑤食事を通しての嚥下訓練

食事の時に、水やお茶で流し込むような食べ方は止めましょう。食事の時間をきちんと取り、しっかり噛みつぶし、自分の唾液だけで飲み込めるまで噛み続けます。

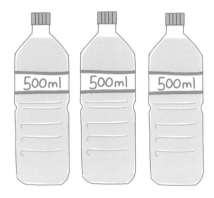

唾液は、健康な人で1日に1〜1.5ℓ（牛乳パック1〜1.5本分）が出ます。そして45歳を境に、次第に少なくなっていきます。75歳を超すと分泌される唾液は0.5ℓ（500㎖）と、若い頃の3分の1にまで減ることが報告されています。

部分入れ歯や総入れ歯の方は「噛めないから、軟らかいものにしてください。筋っぽいものは食べづらい」といわれます。自分の唾液が少なくなり、十分に噛めないと唾液の分泌量が減り、飲み込みづらくなるからです。食べやすくするために頻繁にとろみ剤を使うこと

は避けましょう。噛むことにより唾液が分泌され、脳への刺激となって認知症予防にもつながります。多少、噛み応えある食材をしっかり噛むことが誤嚥の予防法なのです。

　唾液分泌を促すために「食べたい」と感じることが、食欲につながり、食べるための機能向上のスタートになります。少しでも噛む習慣を持続させていきましょう。

⑥呼吸と口腔機能改善のための運動

　誤嚥は、食事の時に起こるとは限りません。就寝中に、自分の唾液でも誤嚥は起こります。寝ている時の唾液量や無呼吸などに気をつけて、普段から医師の診断を受け、正しい呼吸法（鼻呼吸）を行えるようにしましょう。そのために、普段から発声練習も必要です。

１「パタカラ体操」

介護施設では、食事前に「パタカラ運動」という口腔内の機能訓練を指導しています。「パタカラ、パタカラ、パタカラ…」と繰り返し発生する運動です。なぜ「パタカラ」と発生するのか、ご存知ですか。

パ 唇をしっかり閉じてから「パッ」と繰り返す
唇の運動

タ 舌を上顎につけて「タッ」を繰り返す
舌の運動

カ 喉の奥から「カッ」を繰り返す
のどの筋力の運動

ラ 舌先を前歯の裏側につけて「ラッ」と発声
パッ舌の運動

　これらの「パ」「タ」「カ」「ラ」を繰り返し発生し、「パッ、パッ、パッ、パッ…」と１秒間に６回以上いえたら、機能低下の予防に効果的といわれています。ぜひ、試してみましょう。なるべく毎日続けれられるように、パ

タカラ運動をする時間帯、回数など、目標を決めることをお勧めします。

「あ・い・う・べ」運動も同様に、口の周りの筋力、舌の動きを活発にするための発音の訓練方法です。

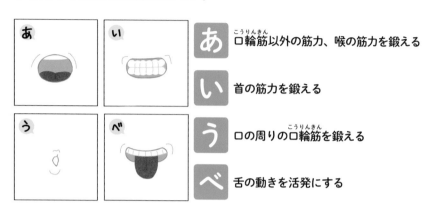

あ　口輪筋以外の筋力、喉の筋力を鍛える

い　首の筋力を鍛える

う　口の周りの口輪筋を鍛える

べ　舌の動きを活発にする

　普段の生活の中で、よくしゃべる、大きな声を出す、歌うなど、口の周りや「のど」の筋肉を使うことが何よりの誤嚥の解決策です。たくさんの人とおしゃべりして、誤嚥防止に務めましょう。

3 高齢者の問題　食事以外の変化

　若い頃は仕事、旅行、スポーツなど、様々な趣味を持てます。ところが加齢と共に、楽しいと思えることが少なくなり、趣味への興味が薄れてきます。「面倒くさい」という言葉が多くなってきたら要注意！です。

　外見についても若い頃は、美人で、スタイルがいいなどと遺伝的要素が評価されるものでした。ところが、50歳を超えると次第に、美人という顔立ちではなく、「若々しく見える」「健康的」という後天的要素が評価されるようになります。

　マスクをした女性に対して「さて何歳に見えますか？」とゲストに尋ねるテレビの番組を見たことはありませんか？

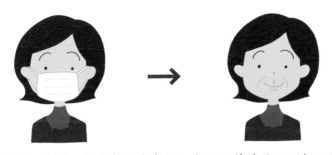

　マスクを取った時の顔全体の印象は、どこで決まるのでしょうか。

　実は、老け顔か若々しいかの印象を左右するのは、目じりではなく「鼻から下」すなわち「口元」なのです。

　若い頃は意識せずとも、固くて噛み応えのある食べ物を食べることができます。それが訓練となり、口の周りの筋力を鍛えることになっていました。ところが加齢と共に軟らかい食べ物を好むようになると、咀嚼（そしゃく）回数が減り鼻から下の筋力がみるみるうちに衰えていくのです。すると、口元から顎（あご）のあたりにかけて大きく変化し、鼻の下からごくごくわずかですがたるみにより長くなります。これが老け顔に見られる原因です。

　たるみによる鼻から下の伸びに対しては、若い頃からしっかり食事を取り、顔の筋肉、口輪筋（こうりんきん）を使っておくことが何よりの対策といえます。スタイルを気にしたダイエットにより、バナナやヨーグルト、コーヒーとパンといった朝食より当然、和食がお勧めです。噛むことを優先したしっかりした朝食を心がけましょう。

　口をあけて食べること、口をあけてしゃべることは、「舌」を使うことにもつながります。

　赤ちゃんの時は自由に動かなかった「舌」は、学童期に上下左右自由自在に動くようになってきます。成人する頃には、味覚や嗜好（しこう）だけでなく、食事やしゃべること、キスをするなど触覚の役割も果たすようになります。

　ところが自由に動く「舌」も顔の筋力同様に、使わないと機能が退化していきます。舌の機能維持、改善には、「あかんべー」など口腔内（こうくうない）から舌を出す訓練が必要です。舌の訓練が健康増進につながるなんて、誰も想

像できないかもしれませんね。

　私たちの体は、食べることで栄養を取り、血液により体の隅々にいきわたるようになります。この血管に沿うように、体の隅々までいきわたっているのが「リンパ管」です。リンパは、外部から侵入した細菌や体に不要なものを外部に出す役目（免疫）を持っています。このリンパ管に流れるリンパ液は、胸骨の下にある「胸腺」付近で作られています。

　必要な栄養は「血管」、必要でない不要物は「リンパ管」と覚えておきましょう。

　このリンパは鼠径部や膝の裏、脇、首など、胸部付近に集まっています。

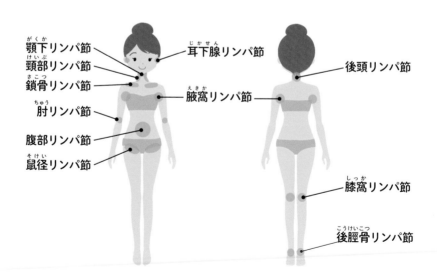

顎下リンパ節
頸部リンパ節
鎖骨リンパ節
肘リンパ節
腹部リンパ節
鼠径リンパ節
耳下腺リンパ節
腋窩リンパ節
後頭リンパ節
膝窩リンパ節
後脛骨リンパ節

血管がコレステロールなどの油汚れで詰まることは誰もが知っていますが、リンパ管も詰まることは知られていません。中年になると二の腕が太くなる、二重顎になるのは、リンパの流れが悪くなった証拠。リンパ液がスムーズに流れるように、ラジオ体操の習慣づけなど、適度な運動と背筋を伸ばすといった姿勢を常に心がけたいものです。背伸びをする、腕を回すなど、上半身を動かすことは、リンパを自然に流すためには効果的です。

4 高齢者の問題　姿勢

　膝がO脚に変形したおばあちゃんをよく見かけます。ひどい場合だと膝関節だけでなく、歩行するたびに痛みが伴い歩く姿勢が悪くなっていきます。さらに加齢と共に猫背になり、ひどいと背中が曲がるようになります。

　すでに曲がっているからとあきらめず、意識的に体を伸ばすことで姿勢を変えてみましょう。姿勢はリンパだけでなく歩き方、食欲、消化能力など食事にも影響します。

　ラジオ体操は小学校に入ると教わります。ラジオ体操には、背伸びをすることで背骨を正す、足を開くことで股関節を柔軟にするなど、一つ一つの動きに意味があるのです。

　高齢になってからの運動は、ゆっくりとした無理のない運動を習慣的に行なうことが大切です。無理のない運動を習慣づけて行いましょう。

5 高齢者の問題　高齢者の視線

　子供もお年寄りも、思い込みと視野は狭い限られたものです。

　視力の低下は、45歳頃から始まり60歳を超える頃には、急激に視力が低下します。そして70歳を超えると視力の低下だけでなく、緑内障、白内障など様々な目の病気も発症して見えづらくなります。全体的に黄色みがかった視界になっていき、識別ができにくくなるからです。

全体的にボーッとした感じで、すっきりしません。

　そして、腰が曲がり姿勢の変化により視点が低くなることで、さらに視野は狭く感じられるようになっていくのです。

　顎を引いて、胸を張り、姿勢を正して、視野を広げる工夫をしましょう。

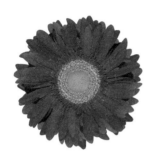 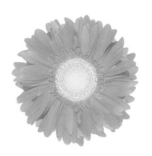

20代の見え方　　　　　　　高齢で白内障の見え方

6 高齢者の問題　膝関節の変形、筋肉のつき方、おち方

　おばあちゃんの1番の悩みは、膝や股関節の「痛み」と報告されています。

　膝の痛みや関節の変形は、加齢に伴う関節の軟骨の減少、またはリウマチなどの軟骨の病的増加によるものです。

　軟骨量の変化は、関節の変形や痛みにつながります。

◆関節の構造

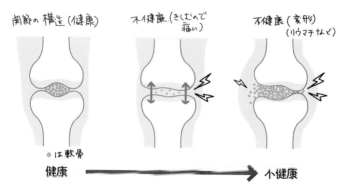

「痛み」があると出不精になり、歩かない人が増えます。

　ところが整形外科を受診すると、お医者さんから「歩きなさい」と指導されます。

　歩くことが、軟骨を増やす1番の改善策だからです。

　体重が重い人は、膝への体重の負担がかかり過ぎないようにプールで歩くことが望ましいでしょう。軟骨を増やすには無理をせず、負荷をかけず歩くこと！

　痛みがあると、マッサージやリハビリを希望されるお年寄りが多いようですが、自分でやれる範囲で体操を習慣的に行なっていくことが大切です。

　また足の痛みは骨の使い過ぎだけではなく、筋力低下によるものと考えられます。

◆加齢と共に変化する筋肉のつき方

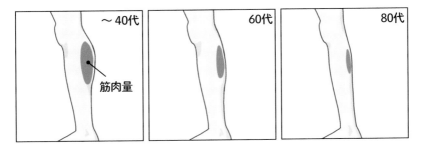

　骨や膝を支えている筋力が加齢と共に減少してくると、支えられなくなり骨の擦れが生じて、痛みの原因になります。

　過度の負担を避け、無理のない運動するように心がけて、筋力を保ちましょう。もちろんタンパク質の多い食事も必要です。

　体全体の機能や外見の変化は、45歳から始まるといわれていますが、自分自身の変化を見つけることは難しいものです。歩き方、姿勢、体重の変化など、常日頃から接している周りの人から変化を見つけてもらえることがあります。

　以前こんな話を聞きました。久しぶりの老人会の会合で「歩き方が少し

変やで」と注意されて、念のため病院で検診してもらったところ、脳梗塞（のうこうそく）の初期症状で、お薬で簡単に治ったという例があります。

　自分の自覚症状も大切ですが、周りの気付きはありがたいものです。

　世間話をしたり、おやつを一緒に食べたり…「気付き」ばかりでなく、しゃべること、食べること、大きくいえば「動くこと」で、知らず知らずのうちに機能訓練になっているからです。

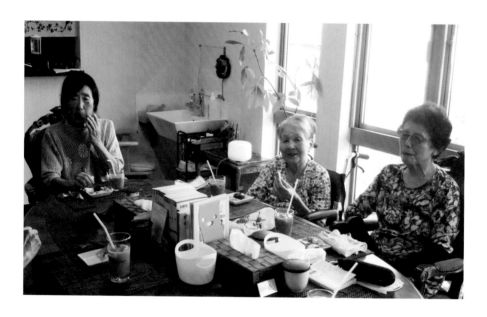

第3章

唾液の役割

加齢と共に減るものに「唾液」があります。唾液は1500mℓ程度の唾液、ペットボトルにして1 ～ 1.5本程度が毎日出ています。

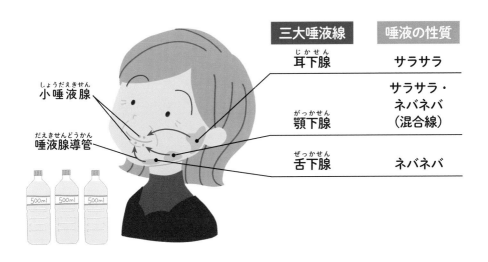

三大唾液線	唾液の性質
耳下腺	サラサラ
顎下腺	サラサラ・ネバネバ（混合線）
舌下腺	ネバネバ

実は、唾液には種類があります。

大きく顎下腺、耳下腺、舌下線から出る唾液に分けられます。

舌下線は食べ物を飲み込む、滑舌よくしゃべるための唾液です。

顎下腺と耳下腺から出る唾液は、口の中に入ったばい菌を殺すための殺菌性ある唾液です。顎下腺と耳下腺から出る唾液は、噛まないと出ない唾液です。

昔から学校給食で「30回噛みましょう」と、30回噛むことが推奨されてきました。

ここで改めて、唾液の役割を考えてみましょう。

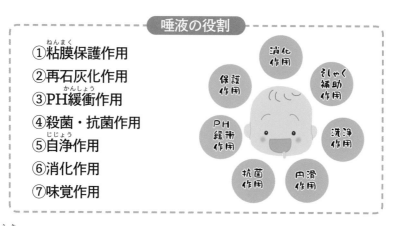

唾液の役割

①粘膜保護作用
②再石灰化作用
③PH緩衝作用
④殺菌・抗菌作用
⑤自浄作用
⑥消化作用
⑦味覚作用

唾液は、何もしない時はほとんど出ません。1分間に、0.3〜0.5ml ぐらいです。それが、噛むことにより5〜10倍の唾液が出るようになるのです。唾液が多いことは決して悪いことではありません。

①粘膜保護作用

唾液は、魚の小骨、冷たすぎる氷や熱すぎる食べ物などから、口の中を守る役目を持っています。

唾液には、粘性タンパク質「ムチン」が含まれていて、口内炎や胃潰瘍など、口腔内や消化器の粘膜がただれや炎症を予防してくれます。

②再石灰化作用

歯の表面は、固いエナメル質に覆われています。このエナメル質の成分の97%は、ハイドロアパタイトという物質で、その硬さは、水晶のように固いといわれています。

しかし、固いエナメル質であっても、口腔内が酸性に偏れば、簡単に溶け出してしまいます。清涼飲料水を飲む人、ダラダラと間食が多い人は、むし歯の原因菌が多くなり、エナメル質は溶け出すというわけです。

唾液には、酸性に傾いた口腔内を中性に戻そうとする作用があり

ます。唾液が酸性に傾けば、私たちの体の骨からカルシウムが唾液に溶け出し、このカルシウムがエナメル質をもとの固いエナメル質に戻そうとしてくれます。

「ハイドロアパタイト」と表記した歯磨き粉は、健康な歯に戻す成分も入っています。

◆バランスのとれたパターン

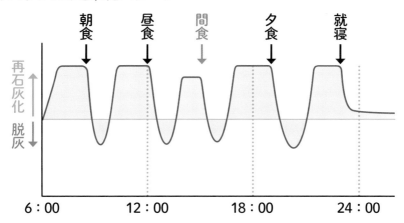

③PH緩衝作用

　通常、口の中のPHは6.7 〜 7.0。食べ物を食べると、口腔内は酸性に傾きます。

　そして口腔内のPHが5.5以下になると、むし歯になりやすい環境になるといわれています。唾液の中に、骨からカルシウムが溶け出すことで、中性に戻されるのです。

　歯磨きを一生懸命してもむし歯になる子供は、唾液そのものか、唾液の中のカルシウムが不足していて、安全なPHになっていないということです。歯磨きをしなくても、むし歯にならない子供は、唾液や唾液の中のカルシウムが十分にあるので、むし歯になりにくいということがわかっています。

④抗菌、殺菌作用

　人は、皮膚にも、口腔内にも常在細菌という良い細菌と悪い細菌が、数え切れないほど存在しています。唾液には、耳下腺や顎下腺など出る場所により「殺菌力」を持つ唾液があります。ラクトフェリンやリゾチームという成分です。よく噛むことで、この殺菌力ある唾液が増えます。

　簡単にいえば、唾液の多い人ほど、風邪に菌やウイルス菌に対してかかりにくいというわけです。発がんを抑制する「ラクトペルオキシターゼ」という成分が唾液に多い人は、がんになりにくいという研究発表もあるぐらいです。

⑤自浄作用

　「自浄作用」とは、食事をした後に、食べかすが残らないように自分の唾液で食べ物の残りかすを飲み込んでしまうことをいいます。唾液の力だけでなく、舌や頬の筋肉が運動して、飲み込みやすくなるように補助します。加齢により、口の周りにご飯粒などがついていることがわかりづらくなることは、口輪筋などの筋力の低下といえます。

⑥消化作用

　唾液には、消化酵素であるアミラーゼが含まれています。噛むことによって、たくさんの唾液を出し、噛み砕いた食べ物と消化酵素を混ぜ合わせることが、スムーズな胃の消化につながるといえます。

　ところが、昔と比べると唾液の出る割合が急激に減っています。

　昔は、「よだれかけ」をしたよだれだらだらの赤ちゃんをよく見かけました。最近では、よだれかけをした赤ちゃんをあまり見かけなくなったのも唾液量が関係しているからではないでしょうか。

⑦味覚作用

舌には、たくさんの味蕾細胞があります。唾液で食べ物が分解され、味の成分が味蕾細胞に浸透し、味を感じ取っているのです。食べ物を噛んでいるうちに「美味しい」と時間差で感じるのはそのためなのです。

味覚とは若干異なりますが、私たちは体に水分が不足してくると「のどの渇き」を感じるようになっていて、水分の補給を自然と行っています。

唾液が減ると、どのような現象が起こるのでしょうか？

①むし歯、歯周病など治療が必要な口腔状態になる

②口内炎ができる

③舌苔が増える

④口臭が強くなる

⑤カンジタ菌などカビ菌が増える

など、悪いことばかりが起こります。

なぜ、唾液が減っていくのでしょうか？

唾液の減る原因は、

①薬の副作用

　自律神経や高血圧のお薬には、唾液を減少させる副作用があります

②加齢と共に唾液量の減少

　50歳を境に、年々唾液は減少するといわれています

③シェーグレン症候群

　自己免疫力が、唾液腺をこわす病気

④抗がん剤投与の副作用

　癌患者様の抗がん剤治療の副作用で唾液腺が詰まり、唾液の分泌量が減ります

ストレスなど精神的理由により、ちょっとしたことが唾液の分泌量

を左右されます。加齢と共に減ると予測される唾液が、少しでもたくさん分泌されるためには、幼い頃からの噛む習慣が必要と考えられます。

　脳には、知能の関する「海馬」、統合的に働く「前頭前野」、情報を統合させる「連合野」などがあります。いずれも「噛むこと」により活性化します。認知症予防にも効果的でしょう。

唾液を増やすには

　唾液の分泌量は、45歳を境に徐々に減ってきます。唾液がいかに大切か、唾液の役割を勉強してきましたが、唾液を増やすには、どうしたらよいでしょうか。

①子供の頃から、食事の習慣づけを行う
②咀嚼を気にして、噛む回数を多くする
③よくしゃべる、よく笑う
④パタカラ運動、あいうべ運動を繰り返す
⑤唾液線マッサージを行う
⑥楽しい団欒を囲み、食事を行う

　いずれも、家庭で簡単に行なえることばかりです。
　咀嚼力の低下は、高齢者のみならず子供たちにも共通の問題点です。家族で食事をすることを心がけ、食事に時間をかけること楽しい会話の弾む団欒を囲むことが大切です。食事をして、噛むことばかりでなく、しゃべること、笑うことで口腔内筋力を使い、自然のマッサージ効果を得ることができます。高齢者の方々は、手足の運動機能の低下から、整体やマッサージを好まれますが、口腔内筋力に低下には無頓着です。手足の運動機能以上に、口腔内筋力の低下は、全身の機能低下につながります。お口のお手入れの重要性を改め自覚しましょう。

◆唾液線マッサージを行う

マッサージで唾液腺を刺激

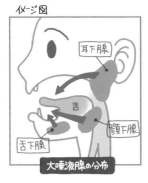

大唾液腺の分布

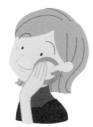

❶ 耳下腺マッサージ

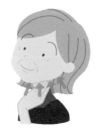

❷ 顎下腺マッサージ

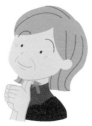

❸ 舌下腺マッサージ

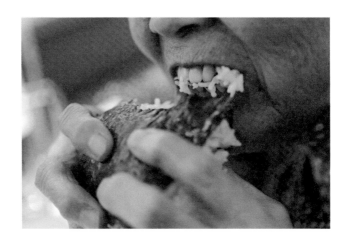

第4章 オーラルフレイル

　健康からフレイル（虚弱）、フレイルから要介護にならないためには、「食べる楽しみ」を失わないことです。高齢者にとって、むし歯や歯周病の心配より、しっかり食べることが何より大切です。

　体がフレイルにならないために、まず大切なのが、「オーラルフレイル」。「フレイル」とは、虚弱という意味です。オーラルフレイルとは、「お口の中の虚弱（健康）」。

　口には、①食べる　②飲み込む　③しゃべる　④息をする　⑤唾液を出すなど、いろいろな機能があります。加齢と共に、少しずつ機能が低下して、高齢者になると、うまく飲み込めない、うまくしゃべれない、などの症状がみられるようになります。

　ここで、簡単なオーラルフレイルをチェックしてみましょう。

オーラルフレイル自己チェック

☐ 食事中にむせる、食べこぼす
☐ 味が感じられず、美味しくない
☐ やわらかいものばかり食べるようになった
☐ 唾液が少なくなったような気がする
☐ 食欲が減退して、食事量が減った
☐ 以前より滑舌が悪くなった
☐ 自分の歯の数が少なくなった
☐ 顎の力が弱くなったような気がする
☐ 口の周やのしわや顎のたるみが気になる

いくつの項目にチェックが入りましたか？

オーラルフレイルが進むと、口腔機能低下症という病名がつき、食べ物を自分で噛み砕き、飲み込むことができなくなります。さらに、摂食嚥下障害という状態になり、４年後にはフレイル状態、サルコペニア(体重減少による筋力低下)、ついには要介護状態に進んでいくことが報告されています。

秋田県横手市で行われた調査と報告

秋田県横手市在住の高齢者784名の健康状態(病歴、歯の本数、入れ歯の状態、咀嚼能力など)を定期的に調査し、６年後の高齢者の健康状態の推移を比較するという調査がありました。

その結果、

①男性

②普通に歩いて１秒間に１メートル歩けない

③咀嚼力が低い

この3つに当てはまる高齢者は、寝たきりになる確率が高いという報告がなされました。

口の周りの衰え(歯の本数、噛み合わせ、口の周りの筋力など)は全身の衰えに結びつくという結果です。

子供たちが好きな「グミ」をお年寄りに食べてもらうと、歯がそろっていても噛めない高齢者、歯がなくても口の周りの筋力や歯茎の咀嚼力があれば噛める高齢者がいることも分かったのです。

これまでは、8020運動(80歳になって20本の歯を残そう)が目標でしたが今では、歯の本数だけが問題ではなく、咀嚼力自身が重要であることが浮き彫りになったというわけです。

①自分の歯が20本未満しか残っていない

②滑舌が悪くなった

③噛む力が弱くなった

④舌の力が弱くなった

⑤半年前と比べて、固いものが食べづらくなった

⑥お茶や汁物を飲むとむせることがある

　これらの6項目のうち、3つ以上当てはまるとオーラルフレイル、と判断してください。気をつけなければ、全身のフレイルにつながることが予測されます。

　オーラルフレイルは病気ではありませんから、気をつければいくらでも改善することができます。そして、オーラルフレイルは高齢者だから用心しなければならないものでもありません。子供のうちからオーラルフレイルにならないように、口腔機能を考えた食生活をすることが必要です。

　日本は、義務教育までは歯科検診が行われていますが、中学を卒業すると口腔内の健康は個人任せ、セルフケアに頼るのが実態です。気がつけば、唾液が減る45〜50歳には大きく個人差ができ高齢者になった時点では、取り返しがつかないと後悔する方が多いのです。

　そして、今では昔と大きく異なる問題が起こっています。

　それは、子供のオーラルフレイル！　オーラルフレイルは、高齢者だけとは限りません。

子供のオーラルフレイルとは「顎の発達の問題」

　昔と大きく異なる食生活により、子供たちの外見は大きく変わりました。ずんぐりむっくりの古来の日本人の体形と異なり、えらの張っていない小顔の女性でも170cm、男性は180cmを超えるすらりとしたスタイルの若

者が珍しくありません。ところが見栄えが良くても、生きていくために最も必要な「噛む力」が衰えて、食べたいものも食べることができない子供が増えているのです。

　顎（あご）は、体の中で唯一、左右対称で二つの関節がセットのなった構造になっています。噛むという上下の運動だけでなく、すりつぶすという左右の運動ができる構造です。今の食品はすりつぶさなくても食べることができる柔らかいものが多くなっています。すりつぶすという左右運動がいらないので、顎（あご）を左右に動かすための外側翼突筋（がいそくよくとつきん）が発達しません。

◆外側翼突筋の位置

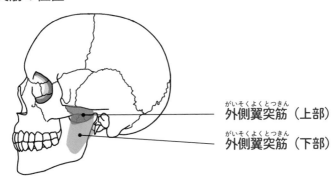

外側翼突筋（がいそくよくとつきん）（上部）

外側翼突筋（がいそくよくとつきん）（下部）

　顎（あご）を左右に動かす運動ができない子供たちは十分な咀嚼（そしゃく）ができないので、何でも食べれるわけではありません。子供たちの幼い頃からの咀嚼（そしゃく）の習慣づけがいかに大切か、高齢になって差が出てくるのです。

　咀嚼力（そしゃくりょく）は「食べたくても食べることができない食品」につながり、栄養状態や体全体の栄養にも影響を与えると考えられます。

　このように咀嚼（そしゃく）や「オーラルフレイル」が取りざたされるようになったのは、ここ数年のことです。これまでの歯科医師の役目は、治療を行い「口腔内の痛みを取り除く」ことでした。ところが高齢者については、痛みを取り除くことに加えて、口腔（こうくう）機能低下を防ぐことが望まれるようになっています。口腔機能の低下を防ぐために「しっかり食べること」。栄養摂取と咀嚼運動という2つの機能訓練が欠かせません。若い頃と比べ

て、食事量も、食べたいものも大きく変わったはずです。

　おいしく食べるために、まずは歯磨きをすることで、ご自分の歯で食べることができる時間を少しでも長くしていきましょう。

　若い頃の歯磨きは、むし歯や歯周病にならないように歯の健康保持を目的としていました。高齢になってからの歯磨きは、むしろ美味しく食べるための下準備の役割といえるでしょう。

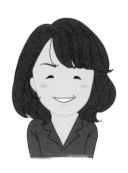

第5章 高齢者の睡眠と食事

睡眠と食事

　実は「食事」は「睡眠時間」に左右され「寝る時間、起きる時間、睡眠の深さ、睡眠の質」に影響を受けます。

① 高齢者の睡眠

　ほとんどの高齢者の方々は、朝早く起きるようになります。睡眠の深さや長さが、若い頃と違うからでしょう。若い頃は元気だからこそ、たくさん寝ることができるのです。

◆若年者と高齢者の睡眠比較

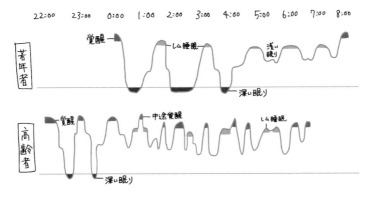

　上の表は、若年者と高齢者の睡眠状態を比較したものです。なぜ、このように変化するのでしょうか。加齢と共に、体内時計の変化があり、ホルモン、血圧、体温など生体機能リズムが前倒しになるからと考えられています。睡眠が浅くなり、朝方トイレに起きることも生体リズムの崩れと考えられます。

　赤ちゃんは「寝ることが仕事」といわれて育ちます。１日中寝ていて、合間に授乳が始まります。赤ちゃんの頃から食べる時間は、睡眠に左

右されて決まります。

　お年寄りも同じように、起きる時間帯により食事の時間がほぼ決まります。朝食の時間と食事量によって、昼ご飯の時間が決まるというわけです。夕食の時間は、就寝時間から逆算して目安を立てます。食事後の消化能力で、胃もたれや消化不良も考えられるからです。

　高齢者にとって望ましい睡眠時間は７〜８時間、最低でも５〜６時間とされています。ところが年々、減少傾向にあることが報告されています。（社会習慣生活調査より）

　睡眠ホルモンといわれる「メラトニン」が加齢と共に少なくなり、睡眠時間を短くするからです。朝早く暗いうちから目が覚める、朝頻繁にトイレに起きるなどの睡眠障害は、脳にかかわる神経細胞の働きを低下させるので、認知症のリスクを上げると考えられています。睡眠は長さだけでなく「質」も大切です。睡眠の「質」とは、熟睡の程度、すぐに寝つけるか、寝つきの度合い、睡眠の途中で目が覚めることなどで計ります。「質」が良ければ、睡眠の時間はさほど問題視しなくてもいいでしょう。

　1. 就寝環境を整える（室温・照度）

　2. 午前中に日光を浴びる

　3. 入床・覚醒時刻を規則正しく整える

　4. 食事時刻を規則正しく整える

　5. 昼寝は、時間を区切って

　6. 決まった時刻に身体運動する（入床前の4時間以降は避ける）

　7. 過剰の水分を摂取せず、こまめな水分補給を行う

などが睡眠に影響するポイントです。

　睡眠をとり、起きる時間が決まると、食事時間が決まります。朝ご飯で、何を食べたかが、昼食や夕食の献立にも影響します。

　しっかり睡眠がとれたら、次は、しっかり食べることです。改めて「高齢者の食事」を見直しましょう。

第6章 食生活と生活習慣病の関係性

　健康に関する仕事に従事していると「さぞ健康に注意して食事をされていらっしゃるのでしょう？」「食べ物は選ばれているのでしょうね？」と質問されます。

「何でもいいから、食べること！　美容にちょっと目をつぶり、ぽっちゃりが健康」と答えています。

　若い頃は、スタイルを気にして食べたいものも我慢して、体重やウエストラインを気にしたものです。ところが結婚して子育て中は、時間に追われて食べる楽しみなんて持てません。ありあわせの食事を流し込む。やっと育児から解放される50〜60歳頃から、健康診断を受け血液検査の結果が気になり始めます。

　70歳まで健康に気をつけて、発病しなければ何とかなる！ 70歳になると、代謝が悪くなり病気の進行も遅くなるから、寿命が勝つ！ と考えられます。それだけに、50歳から70歳までの食事は実はとても重要です。70歳を超えるともっと考えなければなりません。

　加齢と共に、どうしても食欲と筋力が落ち、自覚しても改善することができにくくなります。ある年齢を超えたら、体重管理や食事管理を本人任せでなく、家族の方々で管理していきましょう。

　私たちは、外界から食べ物すべてを口に入れ、歯で咀嚼し、咀嚼する時に出る唾液で食べ物を殺菌します。この殺菌性ある唾液は、噛むことにより、顎下腺と耳下腺から出る唾液です。そして、殺菌された食べ物は、舌下線からでるトロリとした唾液で、飲み込みやすくなり、食道、胃へと移動していくわけです。胃では、体に悪さをしないような、より安全な食べ物（栄養素）として分解されるわけです。最後にやっと栄養素として、人の体に取り入れる「小腸」で吸収されるのです。

　食べ物そのものの形状では、異物として認識され、人の体は排除しよ

うとします。私たちは自分の体に不要なものは、アレルギー反応を起こし、本能的に身を守る手段をとるのです。

それゆえ口から小腸までは、私たちの体は体外からの食べ物を選別、無毒化する器官といえます。

この過程で、十分な咀嚼（そしゃく）が行われず、唾液（だえき）による殺菌ができていないと、体の中（胃）に、バイ菌だらけの食べ物（栄養）が入ります。それがアレルギーの素。そう考えれば、最近の子供さんにアレルギーが多いことに納得されるはずです。

今と昔、咀嚼（そしゃく）回数は大きく違います。咀嚼（そしゃく）の回数の違いが、アレルギーとの違い、そういっても過言ではありません。

では、高齢者はどのような食事を心がければいいのでしょうか。

1 食事と生活習慣病

終戦を経験された高齢の方が、「食べるものがなかった。サツマイモのつるを食べた」などと、粗食だった昔話をします。ところが、長寿大国日本は、高齢の方々の幼い頃の食事が功をなしたものです。今は、国内産だけでなく、海外からもいろいろな食べ物が入ってきていて、食べ方も分からない農作物もあふれています。

残念なことに、たくさんの食材があるにもかかわらず、栄養や健康からはどんどん遠のいています。

私たちの食環境で1番大きく食事の在り方を変えたのは、冷蔵庫と電子レンジの普及です。便利になっただけでなく、たくさんの問題を生みました。

私が幼い頃は今と違い冷蔵庫もなければスーパーマーケットと呼ばれる大型店舗もなく、作り置きが難しい時代でした。精米技術もほどほどのご飯だけで、食事が作られてきました。当然「チンする」電子レンジもありません。冷たくなった食事は、お鍋で温め直すしかありません。ところが、冷蔵庫や電子レンジのなかった頃に育った高齢者の

方々は、不便だったからこそ手作りで健康になれた時代を過ごしてきました。

　そして今では世界中が、西洋化した日本人の食卓とは真逆の方向に進んでいます。冷蔵庫、電子レンジのなかった日本の昭和30年代の食事をお手本に、健康寿命を延ばすことを目標としています。

　そろそろ私たちも食材そのものの栄養価、噛み応え、食事内容など、今とは全く違う昔の食事について、改めて考えてみるべきでしょう。

○冷蔵庫の普及

　冷蔵庫のない時代(昭和30年代)までは、食事のたびにお母さんが食材の買い出しに行っていました。野菜や果物はもちろん土壌栽培で、虫がついていることも多々。それだけ安全で、新鮮でした。昔の保存法は、自然の力頼み。

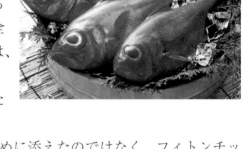

　例えば魚。ヒノキで巻いた鯛を思い出してください。

　決して色どりや見栄えのために添えたのではなく、フィトンチッド(自然の殺菌力)により保存していました。地方の特産物になっているお肉やお魚は、お味噌や麹に漬けこんで保存性を増したものです。保存は「塩」の力によるものでした。

　ところが冷蔵庫の普及は、買った食材を一度に使い切ることなく、保存できるようになったのです。もちろんお母さんが作ったお惣菜を一度に食べきることなく、保存しておけるようになったのです。経済的に「買いだめ」ができるようになり、お財布的には大助かり。そして冷蔵庫の普及はそのまま保存できる、すなわち減塩につながるという健康への大きな貢献となったのです。

○電子レンジの普及

　冷蔵庫の普及から私たちの食卓の在り方を大きく変えたのは、調理器具として電子レンジが誕生したことです。加工食品、調理済み食品の普及で、自分で作らなくても並べるだけの食環境を作り上げたのです。

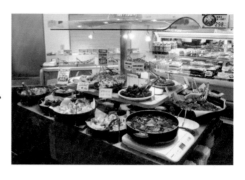

　昔の日本は生の食材の流通のみで、必ず調理が必要でした。ところが今や、そのままでも食べられる、温めると食べられる、といった調理済み食品ばかりです。炒める、蒸す、焼く、煮るなどお鍋を使わないお母さんの役目は、お皿に並べるだけです。おふくろの味は、お袋の味に代わりました。

　コンビニ、スーパー、百貨店…どこにもお惣菜！冷凍食品！

　このお惣菜の流通は、保存剤や殺菌剤などの化学物質の過剰摂取を招きました。家庭で調理した料理には、保存剤や殺菌剤は全く使われません。ところがお惣菜には、運送中悪くならないように防腐剤や保存剤が塗布されています。

　お惣菜など調理済み食品がどこのお店でも並ぶようになったことは、利便性以上に体にとって不健康をもたらした化学物質だらけ、と反省しなければなりません。

　電子レンジは、食材の栄養価を変えることでなく、食事そのものも形態を変えたことが重要な問題といえるでしょう。

　販売価格を抑えるために、海外から輸入した食材を使う際には、ポストハーベスト(収穫後に塗布される保存剤や防カビ剤)の心配も出てきます。

○ポストハーベスト

ポストハーベストってご存知ですか？

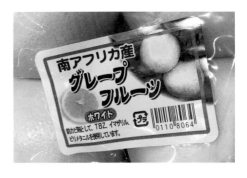

農作物は防虫や除草などの必要性から必ず農薬で安心できる処置を施し、まっすぐきれいに育った野菜が販売されています。特に日本の食卓事情は日本産だけに限らず、海外からの輸入農作物に助けられています。

実は海外からの輸入された農作物は、農薬よりもっと恐ろしく、心配しなければならない問題があります。

海外から輸入した農作物は、移動中に成長したり熟成が進んだり、腐ることがないように、「殺菌剤」「保存剤」「発芽防止剤」などを塗布します。これら塗布される液体を「ポストハーベスト」と呼びます。

例えば、ジャガイモや大豆など、海外から日本へ輸送する際に、芽が出る、腐敗しないために、収穫後農薬の数百倍体に悪いといわれる「防カビ剤」を塗布します。

私たちは、ポストハーベストなどの農薬以外の化学物質を年間4kg取っていると報告されています。知らず知らずのうちに、毎日12gに相当する量を取っています。

この化学物質の摂取は、私たちの体の栄養に関して、せっかく摂取した栄養素を阻害するというマイナス点があります。私たちの栄養は、昔と比べて食材そのものの栄養が少なくなっている現代、脂質摂取量は多いのですが、実際には十分な栄養を取ることが難しくなってきました。しかも栄養と同時に、殺菌剤や保存剤などの化学物質を取らざるを得ません。

「ポストハーベスト」は、

　○ 発がん性物質

　○ 食材の表面に付着するだけでなく、内部まで浸透する。

　○ 通常の農薬の100〜数百倍の危険性

として、海外では問題視されているのです。

　近年、無農薬、有機栽培などこだわりのある農作物が望まれる時代になっています。栽培中にまかれた農薬は太陽にあたると光合成が行われて、無害化されるといわれています。ところがポストハーベスト（収穫後塗布される維持剤）は、上記の理由から農薬より怖いといわれています。但し、値段の安さばかりが注目され海外から輸入される食材の怖さは、あまり問題視されていないことが多いようです。

○水耕栽培の危険性

　食材の変化は、「水耕栽培でできる野菜」が流通されるようになりました。

　日本は、第二次産業が経済成長をけん引してきました。昔、農業で耕してきた土地は、野菜など作付けをしないと、土地は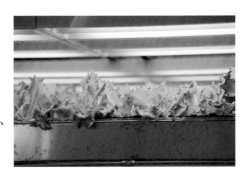痩せて使い物になりません。そうした中で、優れた工業技術を屈して、狭い土地でも、効率よく野菜が栽培できる「水耕栽培」が行われるようになりました。台風や異常気象にも影響されず、価格も安定するので、消費者の味方！ と思われがちです。

　屋内での栽培では、雑草や虫の害の心配がないので、農薬は使いません。通常は、野菜は土壌から栄養分のたっぷり入った水分を吸って育ちます。水耕栽培の場合、栄養は水の中に入れて流します。水耕栽培の栄養源は、文字通り「水」。

この「水」は流しっぱなしで毎回替えるのではなく、機械で還流して使いまわします。ですから還流する「水」が悪くならないように殺菌剤や保存剤を入れるのです。確かに農薬は使いませんが、栄養を含め化学物質はたっぷり！　それを根から吸い上げた野菜を私たちは食べているわけです。

　そしてもっと体に悪いことも行われています。水耕栽培では、規格外れの不完全野菜がたくさんできます。

　規格外野菜は、保存性を高めるために、粉（乾燥して水分を飛ばす）にします。野菜は90％が水分ですから、水分を飛ばすと100gの野菜は10gの乾燥粉体になります。植物自体には、根から吸い上げられた殺菌剤などが当然含まれています。乾燥させることで、殺菌剤などの化学物質は、10gの中に凝縮されてしまうというわけです。

　これが、青汁や濃縮還元ジュースの原材料となっているのです。

　化学物質は栄養素を阻害し、血圧の上昇につながると報告されています。

　昔と今の食品の大きな違いは、保存するために多量のリン酸含有した化学物質が使われているということも指摘されています。

○養殖と天然魚の違い

　そして水産業。世界中で様々な魚貝類が不足するようになり、今や養殖に頼る時代となりました。

　養殖魚と天然魚の違いとは？？

　天然の魚は海の中で、自

然に育った魚やプランクトンを自分で取って食べます。養殖の魚は、人工的に作った餌を与えて育てますから当然、天然物より栄養価も

高く、育ちも早いはずです。栄養を与えるということは、人間でいえば「肥満」と同じ。脂ののった魚を作るのも、白身で身の引き締まった魚を作るのも人工的にできるというわけです。病気にならないように、抗生物質を魚に投与するニュースが話題になりましたがご存知ですか？

　魚の餌（食事）を人工的に与えることは、良くも悪くも私たち消費者のニーズが影響するわけですから脂ののったぶり、はまち、身の引き締まった白身の鯛、消費者ニーズでいくらでも人工飼育できる考えられない時代が到来しているのです。

○見た目には昔と同じでも、中身は全く異なる農作物

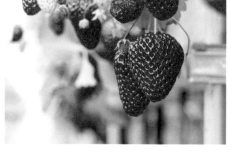

　ポストハーベスト、水耕栽培、養殖、農作物の品種改良など、技術開発が進み、農作物の中身は昔と大きく異なっています。もちろん、栄養価だけみても、栄養価は低下しています。

　野菜の栄養価の低下は、土壌環境変化、すなわち土地が痩せたことが原因すると考えられています。実はそれ以上に、苦みや筋っぽさを嫌い、調理しやすい形状を好む、という消費者のニーズに合わせた品種改良が行われているという報告もあります。「食感」「歯ごたえ」「食べやすさ」など、食品は栄養価より消費者のニーズが優先されるのです。

　例えば、イチゴ。イチゴは甘いので果物と思われがちですが、実は野菜に分類されています。日本のイチゴは世界でも甘くて有名で、甘いイチゴほど高価ともいえます。元々イチゴは、がりがりと噛み応えがあり、甘みが少ない、ビタミンCとポリフェノールの含有量は多いものでした。ところが最近のイチゴは甘くなる一方です。

今のイチゴと昔のイチゴは、見た目には一緒ですが、中身は全く異なる野菜の代表格でしょう。

　一般的な果物は、子供のおやつによく出されます。甘いイチゴも人気がありますが、子供のおやつに出すことは推奨しません。果糖は体に好ましくなく、甘すぎる味は味覚をマヒさせることもあり、濃い味付けを好むようになります。乳幼児期の甘味は一番最初の味覚といわれ、将来の味覚、食事の味付けの基盤を作ると考えられています。乳幼児期から甘すぎるイチゴはなるべく避けるように指導しています。

　但し、高齢者にとっての「イチゴ」は特別扱い。高齢者の特権で「美味しい」と感じたら、我慢することなく食べることができます。甘い匂いや甘味は、食欲をそそり、唾液（だえき）の分泌を促します。「美味しい」と感じたイチゴはほとんどの方が、超高齢になると体重減少を心配しなければなりませんので、少しでも食べたいものを食べるよう心がけましょう。

　何でも食べたい働き盛りの頃は、年齢や性別、病気の種類により、薬になる食べ物か、害になる食べ物に分かれるので、選んで食べなければなりませんでした。

　ところが、高齢者になると「フレイル」（虚弱）予防に、何でも食べたいものをしっかりと食べることが何より大切なのです。

○調理がストレスの女性の増加

　昔と今の違いを象徴するのは、ご飯を作る主婦の心の持ち方かもしれません。

　高齢になると特に女性は、「この年になり、食事の用意はもうたくさん！」といってお惣菜に頼る人が急増します。冷蔵庫と電子レンジの普及は「手抜きしたい」女性には、何よりの救世主！　一方で昔と違い、核家族化や共稼ぎの増加で社会環境が大きく変わり、料理に時

間をかけることが働く主婦にとって難しい時代になりました。少しばかりのハンディを与えてあげなくては、今どきの主婦は大変です。

　結婚年齢が高くなり、独身男性も多いことから、高齢のお母さんがいつまでたっても、子供(40～50歳を超えた成人男子)の食事の準備に追われるという愚痴も聞きます。

　食事の在り方は、社会環境にも大きく影響を受け、昔と今の常識と決して同じではありません。

　ある高齢のお母さんから「糖尿病の主人のために毎食ご飯を作る私のストレスと、配達してくれる糖尿病メニューを電子レンジでチンするだけ、どちらが健康にいいですか？」という質問を受けました。答えようがありません。栄養を考えた食事を作って健康になるはずが、料理を作ること自体がストレスになっているという女性は意外に多いようです。特に高齢者になると、ほとんどの人が何らかの病気を持っていて、医者通いをしている人が多く、食事制限もあります。美味しいものを食べたいと誰もが思いますが、手間をかけないで食事を取る工夫を行っていきましょう。

　楽しみながら、夫婦やお友達と一緒に料理を行うことに挑戦してみてはいかがでしょう。

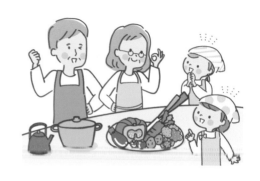

第7章 食事（栄養）の目安と取り方

栄養の取り方

「栄養」といっても、何をどのくらい食べればいいのか、本当にわかっている人は多くありません。特に食べ物、農作物は、育った土壌や生育環境により、栄養成分は大きく変わります。栄養の専門書である「食品成分表」が何年かおきに改正されることからも、栄養成分は変化していることがわかります。

昔は「エネルギー（総熱量）」だけが問題視されていましたが、カロリーだけの健康管理では健康を維持することはできません。中年になり太り始める時期が、不健康の始まりの時期と重なるので、体重制限を目標としがちです。しかし一歩踏みこんでバランスを取りながら代替栄養についても考えなければなりません。

代替栄養とは、食品数を減らすことなく摂取制限を行う栄養法です。

テレビや雑誌で、「ヘルシークッキング」「大食いコンテスト」「地方の旅番組」など、グルメに関する番組が放映されています。いろいろな料理研究家の方々から家庭の主婦までが、手軽に作れる簡単レシピをネットに掲載しています。

便利な世の中ですが「栄養」をどのように取るか、その取り方が何より大切といえます。

今から4〜50年前の栄養は、タンパク質、炭水化物、脂質、ビタミンの4群での分類でした。ところが、今は、ミネラルと食物繊維が加わり6群となっています。食物繊維とミネラルが取りづらくなっているからでしょう。この栄養のバランスを1品料理として取ることは、かなり難しいことです。1食あたり30種類の食材を毎食使うことが理想です。

1日に取りたい栄養

　高齢になると意識的にタンパク質を取らなければなりません。筋力を落さないためです。

タンパク質

　加齢と共に消化能力が衰え、お肉などのタンパク質の摂取量が減ることも筋力の低下につながります。「美味しいお漬物と美味しいご飯があれば幸せ」というおばあちゃんたちの会話を聞きます。食事の内容を見直し筋力の低下にならないように、しっかり栄養で筋力維持を行いましょう。高齢になったら、あっさりしたものばかりでなく、良質な動物性タンパク質（お肉、お魚、卵など）をしっかり取るようにしましょう。

　タンパク質といってもいろいろな種類の食品があります。良質のタンパク質は、以下のようにタンパク価によって順位づけられています。

　　1位）卵

　　2位）牛乳

　　3位）肉

　　4位）魚

　　5位）大豆製品

　筋肉を作るには高タンパク質とばかりに、プロテインを過剰摂取する男性も多いようです。高齢になるとどうしても食事量が減るので、機能性食品（サプリメント）に頼ることは必ずしも悪いことではありません。

　食事量が減らない工夫、タンパク質を十分に取る工夫が高齢者にとっては必要です。

　運動量には個人差があります。その人にあった運動量になるように注意しましょう。筋肉量が減り始める時期に、器械に頼って関節に過度の負荷をかけることはかえってマイナスです。トレーナーがいる専門のジムでは、指導を受けながら望ましい運動量、運動方法を進めていきましょう。過度の運動は、心肺機能への大きな負担となります。

● 1日に取りたいタンパク質の目安

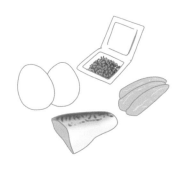

　1日のタンパク質の目安は70gです。70gのタンパク質は、お肉やお魚を70g取るということとイコールではありません。お肉70gには、栄養としてのタンパク質は20%（14g）程度しか含まれていません。

　栄養素としてタンパク質を1日に70g取るには、

○ お肉50g（1切れ）
○ お魚50g（1切れ）
○ 卵1個
○ 牛乳200cc（コップ1杯）
○ 豆腐150～200g（2分の1丁）

この5品目すべてを1日に食べなければなりません。これが最低限の目安です。

● 1日に取りたい脂肪（脂質）の目安

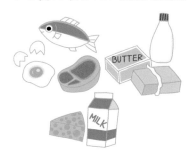

　脂質はお肉やお魚など食品に含有されているので、30g程度は意識せずに取れています。食材に含まれる牛脂よりサラダ油やドレッシング、バターなど調味料として、1日に30g程度取るようにしましょう。油は健康な体作りには欠かせないもので、植物性油をお肉に含まれる脂と同量以上に取ることで、血中コレステロールを下げるのです。

　油抜きダイエットは不健康の元！ 絶対にやめましょう。

● 1日に取りたい炭水化物（糖質）の目安

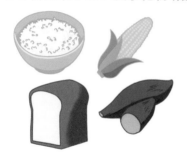

糖質はいろいろな食品に含まれていますが、1日の目安は主食としては、ご飯茶わん軽く6杯、ジャガイモ中1個、砂糖大さじ3杯を合わせた量です。ご飯軽く6杯は、麺類なら3玉、食パン6枚切り6枚分に相当します。朝食にパンを2枚、お昼に麺類1玉、夕食でご飯2杯を食べることが目安となるということです。

● ビタミン・ミネラル

「野菜を取る目的は？」と質問すると「食物繊維を取るため」という答えが返ってきます。野菜を取る目的は、ミネラル・ビタミンの補給のためです。野菜のほかキノコ類、海藻類などにもたくさんのミネラル・ビタミンが含まれています。

昔は、果物からもビタミンを取ることができましたが、最近の果物は果糖が多いために、取り過ぎに注意が必要となりました。
「そばのひ孫と孫は優しい子かい？ 納得！」という左記の言葉を思い出してください。選びやすい食品ばかりです。

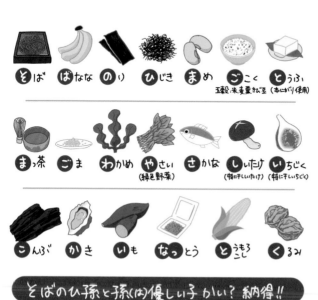

● 食物繊維

　昔は、炭水化物の中に食物繊維は含まれていました。例えばご飯。ご飯には、精米の程度により、多くの食物繊維が含まれていたのです。ところが精米技術が進み、真っ白すぎる白米では十分な食物繊維が取りづらくなりました。

「食物繊維」とは人の消化酵素で左右されない、そのままの形で便として体外に排出されるものです。野菜の筋っぽいところだけではありません。海藻やキノコ類にも入っているのです。

　私たちはこういったタンパク質、炭水化物、脂質、ビタミン、ミネラル、食物繊維をまんべんなく取ることで、健康が維持できます。そのためには家庭で調理することが大切です。

　調理に時間が取れない家庭では「食材、調理済み食品を選ぶ見極め」が必要です。栄養のバランスが崩れる、化学物質を取り過ぎるなど、食事が高血圧、高血糖、その他の病気への引き金となるからです。

「食べ合わせ」

　食べ物には「食べ合わせ」といった「相性」があります。

　例えば、サラダには、必ずといっていいほど入っているキュウリとトマト。実はキュウリとトマトの相性は悪いのです。キュウリに含まれている「アスコルビナーゼ」酵素が、トマトのビタミンCを破壊するからです。トマトを使う際には、キュウリの代わりにブロッコリーやアスパラを使いましょう。

　シラスと大根おろしも相性は悪いものです。シラスに含まれる必須アミノ酸リジンの吸収を大根おろしの抗体が阻害するので、一緒に食べない方が望ましいのです。

　その他にも、牡蠣とひじき、鰻と梅干しなど、相性が悪い組み合わせはたくさん見受けられます。反対に組み合わせがいい食べ物もたくさんあります。

組み合わせのいい例としては、シイタケとバター。

　元々シイタケは、コレステロールを下げる健康食材として知られています。反対にバターは不飽和脂肪酸として、コレステロールを上げる食材として、どちらかというと否定される食材だったといえます。ところがシイタケをバターで炒める献立では、シイタケだけを使った献立より、栄養価が高くなります。

◆食品分析表の沿革

	公表年	食品数	成分項目数
日本食品標準成分表	昭和25年(1950年)	538	14
日本食品標準成分表	平成27年(2015年)	2191	51

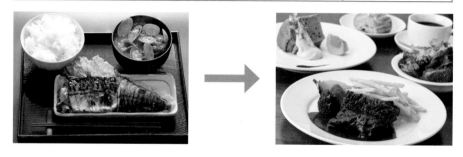

　上記の表をみてください。昭和25年(1950年)、今から70年前の日本には、538種類の食品数しかありませんでした。ところが、平成27年(2015年)には、2191種類にまで急増しました。

　インド料理、タイ料理、韓国料理…など海外輸入される食材が増えたこと。国内野菜や果物の品種改良による増加などが食品数の急増につながったと考えられています。今や手間ひまをかけて料理することなく、電子レンジで「チン」するだけの料理にかける時間はわずか。何て便利な世の中でしょう。

　野菜や魚肉の栄養成分は、今と昔、全く違っています。

　消費者の目の前に置かれた食べ物は、見た目は以前と同じですが、栽培方法や保存方法の多様化により、栄養成分は大きく変わっているので

す。30年前とは違い、社会のニーズに対応した食品が研究開発され、加えられているのです。

　確かに、調理をすることがストレスと思う女性の方も多いと思いますが、市販の調理済み食品と家庭で作る調理食品の違いはいうまでありません。自分では作れないメニューでも簡単に、安価で購入できる時代です。利便性、金銭的、栄養などのバランスを考えましょう。

　高齢者の食事で人気があるのはカレーライスにパン、そしてラーメンという報告があります。いずれも味付けが濃く手軽なメニューです。味付けや嗜好（しこう）など味覚は、次第に幼い頃の味覚に戻ると考えられています。北海道の美味しいジャガイモで育った方は、ジャガイモを食べたくなりますし、九州のサツマイモで育った方は、サツマイモを食べたくなります。育った環境で、食べなれた食材が違うということは当然、健康にも地域差が表れるといえます。

○寒い地方の食習慣

　北海道も東北地方も米どころであり、美味しい農作物の産地で有名です。農産物の多い地方は、学童期の体格の良さが他府県に比べていいことが報告されています。但し、年齢が増すにつれて、健康寿命が短いという報告もあります。

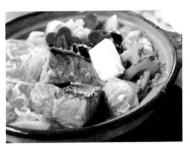

　元々、冷蔵庫がない昔は、おかずになる野菜や魚の保存性を増すために、塩漬けや麹漬けにして保存していました。塩や醤油は、味付けだけでなく保存剤としての役割を持っています。寒い地方は、塩の取り過ぎによる高血圧、脳梗塞（のうこうそく）や

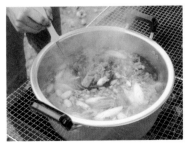

心筋梗塞（しんきんこうそく）など血管の詰まりが問題視されてきました。

昭和30年頃より冷蔵庫が普及し、塩を使わない保存ができるようになりましたが、味覚や食習慣はそう簡単に変わるものではありません。まだまだ味付けは寒い地方は比較的塩辛いといえるでしょう。

○暖かい地方の食事習慣

食品の保存は塩を使う場合が一般的ですが、それ以外の方法としては、油を使って保存性を増す方法があります。

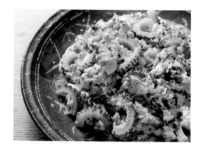

暖かい地方、例えば沖縄ではゴーヤチャンプル、ラフテー（煮込んだ豚肉）サーターアンダギー（砂糖天ぷら）など、ほとんどのメニューに豚肉油やラードが使われており、油を使って空気中の雑菌を遮断し、保存性を増しています。また農地面積も少なく、栽培されている野菜も少ないので、野菜の代わりに、乾燥した昆布や海藻を食べる習慣がありました。

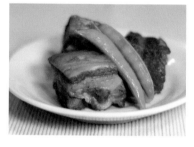

戦後はアメリカの食事の影響を受けて、ステーキやファーストフードが主食となり、どの食材をとっても脂質含有量の高い食事が多いようです。その脂質含有量を体の外に排出するには、食物繊維が必要です。沖縄では、野菜の代わりの乾燥した昆布や海藻を食べることで、食物繊維を補充してきたようです。海で囲まれた沖縄ならではの代替栄養といえるでしょう。こうした食習慣が子供の頃から育まれ、中性脂肪、肥満、糖尿病など脂質過多の健康阻害の予防法になってきたようです。

しかしながら、寒暖の差がない地方は、脳梗塞（のうこうそく）、心筋梗塞（しんきんこうそく）など血管のつまり（血栓（けっせん））など、死に直結した病気の心配が少ないので、暖かい地方ならではの肥満や糖尿病など症状のない病気に関しては、あまり改善する自覚を持たれていないようです。

長い間、問題にならなかった暖かい地方の栄養状況に関しては、やっとスタートしたところです。

　地域差に関係なく、大切な点は「咀嚼」ということです。

　乳幼児の食事は、「歯・舌・唾液」を管理することで、著しく向上します。これが成人後の健康の基礎になっていきます。おじいちゃん、おばあちゃんの好みは、幼い頃にできあがります。幼い時から好きなものは、若い頃も、年を取ってからも好きという報告があります。

「嗜好」は幼い頃に形成され、食べなれたものを美味しいと感じ、食べなれないものには食欲も出ないし、咀嚼もうまくできないというわけです。

「何を食べるかより、何を食べて育ったか？」を振り返ることが、人生後半のキーポイントです。

　介護施設で「何を食べたいですか」という質問をすると、「そば」「ふかし芋」「きなこもち」…と幼い頃食べていたものを懐かしそうに思い出されます。もちろん、今の味付けのものではなく、昔食べていた味のものです。

　つまり食べたいものは、過去の経験の中で食べなれた「美味しかった」という記憶のもの。新しい高価なメニューではありません。

「何を食べて育ったか」という嗜好は、幼い時に確立されずっと続いていくものなのです。

　このように生まれ育った地域の食習慣によって、将来の健康は作られています。その地域の特性を改めて見直し「食べることへの工夫」を行いたいものです。

　日本以外の世界は「米の文化」「和食」志向になり、健康の原点を日本食に見出すようになっています。ところが和食の本家「日本」は、理想食であるはずの日本食から離れていく傾向にあります。

第8章 食事による生活習慣病対策

◼ 50歳を過ぎたら、ほとんどの人が気にする血圧

　50歳を過ぎた健康管理の第1歩は「血圧」です。テレビの情報番組など「食育」「栄養」など聞かない日はないくらいで、殊更に「減塩」が叫ばれます。

　50歳を超えると「中年太り」に代表されるように食べ過ぎ、運動不足、代謝の低下などが重なって肥満気味になります。体重だけでなくコレステロールも高くなります。コレステロールとは血管の中の油汚れですから当然、コレステロールが溜まれば血液の流れも悪くなり、血圧も高くなるというわけです。ただ「高血圧」といっても、自覚症状も他人から指摘される外見の違いは全くありません。実は、自覚症状がないことが何よりの問題なのです。

　ではなぜ、高血圧になるのでしょう。

　血液は、心臓がポンプの役割を果たして、圧がかかって流れます。望ましい血圧は「上129」「下84」とされています。この血圧の上、下、というのは、どういう意味を持つのでしょうか？

　血液は心臓から出て、体内を巡って、心臓に向けて戻っていくことで、循環します。その際、心臓から出ていく血液にかかる圧力を「上」、体の末端から心臓を目指して戻る血液にかかる圧力を「下」と表現します。180、190と、「上」の血圧ばかりが問題視されますが、「下」の値が高いこと、「上」「下」の血圧の差が大きいことも問題なのです。

◯高血圧と診断されたら

　高齢者になると、ほとんどの人が血圧は高めになります。高血圧とまでいかなくとも上がり気味の傾向になります。当然、塩分制限が1番の予防策です。

高血圧の原因

①**生活習慣**

　過剰な塩分摂取・過食、暴飲暴食など食事の在り方、ストレス・喫煙、アルコールの取り過ぎ、運動不足・血管の病気

②**遺伝**

　遺伝というより、体質と考えてください。体質は、長い間の食生活によってすなわち生活習慣により変えることができます

　通常、血圧は就寝時が低く、起床と共に緩やかに上昇し、交感神経が活発に働いている昼間は高くなります。

　脳梗塞や心筋梗塞、いずれも場所こそは違いますが、血管が詰まることが原因の病気です。早朝から正午の時間帯にかけて起こることが多いことより、早朝の血圧が高い方は、十分な注意が必要です。用心のために血圧測定機器がある方は、１日に何度か測定することも予防法の一つです。高血圧は脳梗塞、心筋梗塞など様々の病気の原因になると考えられています。高血圧の原因は、ほとんどが生活習慣による後天的な不摂生によるものなので、意識を持てばいくらでも防ぐことができます。

〇初期の改善を目的にしたメタボ検診

　40歳から74歳の方は、メタボ検診(特定健康診査・特定保健指導)を受診できるようになっています。そして、この検診で該当した人は生活習慣改善の指導を受けなければなりません。この取り組みは、病気の早期発見と早期治療による 自己の健康管理を目的としたものです。

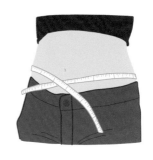

特定検診、メタボリックシンドローム（メタボ検診）の診断基準

　血圧や体重コントロールが生活習慣病の鍵となると世界中で考えられ、この取り組みが行われています。

　メタボリックシンドロームの基準とは、

> おへその高さのおなか周り＋①中性脂肪150mg/㎗もしくは
> 　　　　　　　　　　　　　　HDLコレステロール
>
> おへその高さのおなか周り＋②血圧130mmHg / 85mmgHg
>
> おへその高さのおなか周り＋③空腹時の血糖値110mg/㎗

　従来の日本人は皮下脂肪型肥満が多く、メタボリックシンドロームの心配はありませんでした。ところが最近では、食事環境の変化により、内臓脂肪型肥満が増えています。

　内臓脂肪は、大腸の腸間膜に外側につきます。腸の内側につけば、薬で洗い流すこともできるのですが、腸の外側なので薬で洗い流すことが難しく、１度ついた内臓脂肪はなかなか取れません。内臓脂肪型肥満は他の病気を引き起こす誘因になるので、気をつけなければなりません。内臓脂肪の蓄積を防ぐには、どうしたらいいのでしょうか。

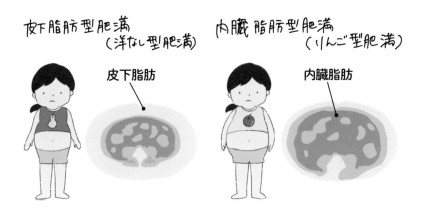

皮下脂肪型肥満
（洋なし型肥満）

皮下脂肪

内臓脂肪型肥満
（りんご型肥満）

内臓脂肪

男性85㎝　女性90㎝

**ウエストの１番細いところではありません。
測る場所を間違わないでください。**

内臓脂肪の蓄積を防ぐには

　過食と運動不足によって増えた内臓脂肪は、皮下脂肪に比べて溜まりやすく、減りやすいという特徴を持っています。遅すぎることはありませんので、あきらめず内臓脂肪の管理を行い、減らすように心がけましょう。

　コントロールすべきは、

○ 過食

○ 早食い

○ 流し食べ

○ 過度の飲酒

○ 喫煙

○ 適度な運動

　なぜ、内臓脂肪が増えると血圧が高くなるのでしょう。食事で取る食塩は、体内で塩素とナトリウムに分かれます。血液中のナトリウムが多くなると、ナトリウムを薄めるために水分の多い血液が増加するようになります。増加した血液を体中に送るには、ポンプの役目を行う心臓は、より強い圧力をかけなければならないのです。この強い圧力こそが、高血圧にあたります。

　また内臓脂肪型肥満になると、脂肪細胞からインスリンの働きを阻害する物質が阻害されて高血糖になります。高血糖になると血糖値を下げるためにインスリンがさらに分泌されます。すると腎臓でナトリウムの再吸収を促進し、血圧の上昇につながるというわけです。

高血圧、糖尿病、いずれの病気も、腎機能と関わりがあり、塩分摂取がポイントになります。

　具体的にどのように塩分制限を行っていけばいいのか、正しい減塩の仕方を一緒に学んでいきましょう。

　まず、1日の塩分の摂取可能量を知ること。私たちは、平均で男性11.3ｇ、女性9.6ｇの塩分を取っていると報告されています。ところが世界レベルでの塩分の1日摂取目標値は、1日に男性8.0ｇ　女性7.0ｇに抑えることとなっているのです。

　自分では気を付けているつもりでも知らないうちに塩分を摂取していることが多々あります。

　食原材料でも塩が使われていることがあります。下準備されて販売されているレンコンや水煮野菜など、色止めに塩を使ってある場合もあります。

「美味しい」という味覚も塩分は欠かせないもので、塩分を抑えることは簡単そうに見えて難しいものです。

　塩分目標値の設定を行いましょう。

食塩とナトリウムの違い

　以前は、塩分のことをナトリウムと表記されていました。

　どのような食品に、どれぐらいの食塩が含有しているか、今では、食品には必ず食塩相当量として表示されるようになっていますので、ラベル表示を見ることで大体の塩分摂取量はわかります。昔ながらのナトリウム表記になっている食品については、以下の公式に当てはめると食塩の量として換算できます。

$$ナトリウム（mg）\times 2.54 \div 1,000g = \qquad g$$

　1日の塩分摂取可能量は、この換算式で食塩相当量を計算することが可能です。

私たち調味料として食べている食塩は、ナトリウムそのものではありません。食塩の正式名称は塩化ナトリウムといい、ナトリウム(Na)と塩素(Cl)の化合物です。ですから食塩は、ナトリウム(Na)の原子量23と、塩素(Cl)の原子量35.5を合わせた分子量になります。

　したがってナトリウム1gは、

$$58.5 \div 23 = 2.54$$

の食塩に相当することになるので、食塩相当量は、**ナトリウム÷2.54×1,000**で求められるというわけです。

　塩分は味付けだけでなく色止めや殺菌、軟らかくするためなど、知らないところで使われています。パン、うどんなど加工品にも入っています。どの程度の食塩が使われているか、目安を知っておきたいものです。

質問1 **生魚がたっぷりのったちらし寿司には、
何gのお塩が使われているでしょうか**

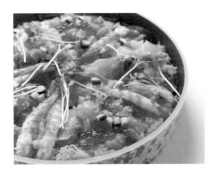

　お寿司は、健康食のようなイメージですが、塩分が高いメニューといえます。

　魚の保存、すし飯、かんぴょうや卵焼きの味付け、そして直前に使うお醤油、これを合わせると5gほどの食塩を摂取することになります。ちらし寿司に、赤だしやお味噌汁を一緒に頼むと1.5g。さらに茶わん蒸しで1.5gの摂取量です。ちらし寿司定食1食で1日の塩分摂取量上限のほとんどを使うというわけです。

　実際に使われている食塩は、予想よりだいぶ多いはずです。

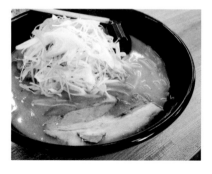

　ラーメン、うどん、冷やし中華(冷麺)など、子供からお年寄りまで麺類は人気です。おそらくのど越しよくあまり噛まなくても食べることができ、味が濃いので美味しいと感じるのでしょう。

　実は麺そのものに塩が配合されています。そして脂っこく味の濃いスープには、塩はたっぷり6g弱。体に悪いはずです。

　これに煮卵、メンマ、紅ショウガなど下味をつけたトッピングを添えれば、もっと塩分含有量は上がります。

質問3　和食と洋食の朝ご飯は、どちらが健康的ですか？

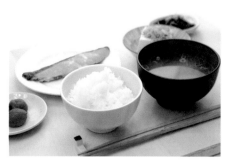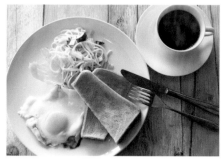

　塩鮭、味噌汁、生卵に納豆。昔ながらの朝ご飯は、塩分が高そうに感じます。食事で取る食塩は、体内で塩素とナトリウムに分かれます。塩素は水分濃度や生命維持に関わりがある大切な栄養素です。一方、ナトリウムは、むくみや口の渇き、高血圧につながりますので注意が必要です。

塩鮭も薄塩を選ぶこと。減塩味噌を使った味噌汁、生卵や納豆は、お醤油でなくだし醤油を使うことでかなり減塩になります。

　トーストに牛乳、目玉焼き、サラダ、ヨーグルトなど洋食モーニングは一見健康に見えます。実は食パン1枚当たり0.5gの食塩が膨らませるために使われています。白い部分を塗るためにバターやマーガリンを使いますが、もちろん有塩です。目玉焼き、サラダの味付けには塩やドレッシング。思った以上の塩分です。

　和食と洋食の大きな違いは、塩分使用量だけではありません。「噛み応え」という点では、朝ご飯だけを比較すると和食と洋食、大きな差があるのです。当然「和食」の方が 噛み応えという点では、ポイントが高いといえます。

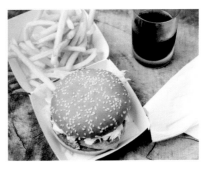

　また最近では格安な価格で手軽にハンバーガーを食べることができます。朝からファーストフードという若者からお年寄りまで、幅広い年齢層に人気です。パンには、レタスやトマトのなどの野菜、キュウリのピクルス、お肉がはさまれているので、健康的と錯覚する人も多いようです。

　もちろん、食べないよりは食べた方がいいのですが、パンにはもちろん塩が入っています。

　お肉、ピクルス、ドレッシングにも、もちろんのこと。何よりの欠点は、軟らかくて咀嚼（そしゃく）しなくても、数回噛めば飲み込むことができるということです。

減塩のための食事

　減塩といってもなかなか簡単にはいきません。知らないうちに塩分を取っていますし、塩分だけでなくお惣菜などにはリン酸化合物が保

存剤として使われていて、体に悪いことばかりです。

　大きな改善をするためにも、毎日必ず使う「さしすせそ」調味料について見直しましょう。

①調味料の選び方

　お醤油やお味噌には「減塩」と表記されているものがあります。調味料の選び方を知ることで、少しでも減塩につなげたいものです。

　ケチャップやソースは、同量のお醤油と比較すると2分の1〜10分の1の塩分量しかありません。味付けの工夫によりかなりの減塩になるはずです。但し、カロリーの低いマヨネーズは、普通のマヨネーズに比べて塩分が高いので注意しましょう。

　市販されているだしの素も、天然素材(いりこ、鰹節、昆布など)から取るだしと違ってかなりの塩分を含みます。

　わさび、ショウガ、からしなどの香辛料は、塩分を含まないので味付けに利用することも減塩につながります。お酢やレモン、ゆずなどの柑橘類や薬味といわれる青じそ、ネギなどを使うこともお勧めです。

②食材の工夫

　旬の食材を使うことは、減塩には大切なポイントです。

　例えば、夏のキュウリ、瓜。内臓を冷やし暑さを乗り切るには、水分の多いみずみずしい野菜は、さほど味付けをしなくても美味しく食べることができます。

　あえ物やおひたしに、ピーナツや胡麻などのナッツ類やオイルを使うことで風味ある一品に変わります。

③調理方法

　唐揚げなど下味をつけるメニューは、ニンニクやしょうがを使うことで減塩につながります。ステーキなどもなるべく下味をつけず、

食べる直前に味こしょうに付けて食べる方が減塩となります。

④外食

　最近では、メニューにカロリーと食塩相当量が表記されています。たまの外食で美味しそうに見えるメニューを選ぶことも重要ですが、頻繁に外食される方は塩分とメニューを見比べることも大切です。

　家庭で作る内食（食材を買って、家庭で一から作る食事）に比べて、外食は脂質含有量、砂糖、塩分もたっぷり入っていて味付けが濃くなっています。お惣菜など調理済み食品も同じように味付けが濃く美味しいと感じられるものが多いようです。なるべく家庭で調理することが何よりの減塩でしょう。

◆塩分含有量の目安

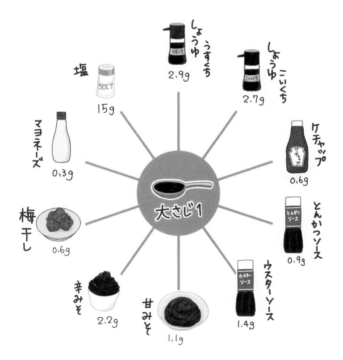

そして、「今日は、塩分を取り過ぎた」と思ったら、**カリウムを通常より多く摂取することが必要です。**カリウムは、塩分（ナトリウム）を体の外に排出する役目を果たしてくれます。血圧が高くなり始めたら塩分を控え、同時にカリウムを摂取する工夫をすれば、より完ぺきというわけです。

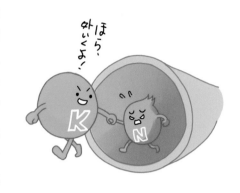

　カリウムはほとんどの食材に含まれています。海藻、野菜、果物には特に多く、簡単に取ることができます。肥満や体重制限のある人は、果糖たっぷりの果物は避けましょう。

　焼き肉やバーベキューで塩分を取りやすい夏場など、野菜などでカリウムを取ることは望ましいことです。カリウムは水に溶けやすいので水洗いするだけで流れてしまいます。さっと水洗いしたら焼く、茹でるなど加熱することで殺菌もできます。加熱してもカリウムの機能は変わりません。

　但し、腎機能が健康な人に限ります。腎機能が悪い場合は、カリウムの摂取には制限があります。栄養摂取はその人の健康状態によるという基本を忘れないようにしてください。腎臓機能は、腎臓本体が悪くなって透析を行なう人ばかりではなく、今では高血圧や糖尿病が悪化して、最終的に腎臓機能が悪くなることが多くなっています。高血圧、糖尿病などの病気が初期の段階で管理できるよう心がけましょう。

2 糖尿病

　最近、いろいろな場面で糖尿病が取りざたされるようになってきました。

　自分は糖尿病と全く関係がないと思われているかもしれませんが、2017年の厚生省の調査では糖尿病は1000万人。糖尿病予備軍は2000万人

と推測されています。

　元々、糖尿病になりやすい人とは、40歳以上、肥満気味、家族が糖尿病になっている、運動をしたがらないなど考えられていました。ところが今や、医科、歯科、薬科あらゆる場面で問題視されるようになりました。

　癌などで切開手術を行いたくても、血糖値が高いと傷口がふさがらない、傷口の壊疽などが心配されて手術ができません。歯科では、歯を抜くこと、インプラント手術が行えません。

　こうした場合、手術は血糖値の低下待ち。それほど糖尿病(血糖値)は、厄介な問題なのです。糖尿病は２種類に分類されます。

❶Ⅰ型糖尿病

　Ⅰ型糖尿病は、発症年齢は若年層〜20歳代で、あまり日本人には見られません。

　食べ物によるものでなく、自己免疫疾患などで、膵臓のβ－細胞が壊れてインシュリンが出なくなる特別な疾患です。

❷Ⅱ型糖尿病

　日本人の糖尿病のほとんどはⅡ型糖尿病と報告されています。食事や運動など生活習慣による後天的要因による発病と考えられています。

　症状がなく自己診断ができにくいので発病する前から専門医に受診して予防を心がけましょう。

　糖尿病予備軍と診断されても自覚できる症状がないと、日が経つにつれて食事に対する意識も薄らぎ、気が付けば進行していたという患者が目立ちます。毎日の積み重ねは１、２週間程度の努力だけでは改善しません。

　現在、歯科領域では糖尿病への取り組みが行われています。歯科領域でも、石塚左玄の日本食養道の教えに基づいて食事指導を行って

います。糖尿病の原因菌が、「歯周病菌」であるという報告もあります。インプラントや抜歯を行う場合、血糖値が高いと、傷口が治りづらい、完治しにくいなどの問題が起こります。血糖値は、今や、外科的手術の指標となるほど、重要な役目を果たしています。歯科検診で、歯周ポケットの測定がなぜ大切か、理解できたことでしょう。

◆糖尿病の治療効果の推移

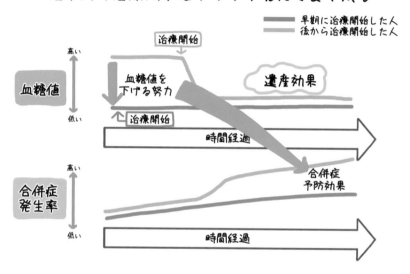

初期の段階で診断されたら、それまで以上に食事制限、運動療法により血液検査を行い、改善を目的に自己管理をすることが大切です。

糖尿病予防段階から、ゆっくりと糖が吸収される食材が選ぶことが望ましいものです。食材には、GI値(グリセミック・インデックス)という値で評価されます。炭水化物を50g食べて、どれぐらいのスピードで糖吸収が起こるかを測ります。GI値55以下がベストです。

普段の食事で注意するポイントは、

① 食事量を減らさない

② 食品の種類を増やし、機能性栄養素を十分に取る

③ 脂質含有量が高い食品を控える

④ 味付けを薄めにして、糖分、塩分双方を控える

⑤ 合併症の知識を持つこと

糖尿病がひどくなると、腎臓機能が低下していきます。

3 腎臓機能の低下の食事

　透析ということをご存知ですか？ 透析とは体の中が機能しなくなり、人工的に機械により腎臓機能を補助することをいいます。実はこの透析の患者が年々増えています。

腎臓機能障害のなった時の食事

　○ 減塩

　○ カリウム制限

があげられます。減塩は、62ページ以降の高血圧の箇所で学びました。厚生労働省の指導で男性8ｇ、女性7ｇの塩分摂取を目標値に設定しています。ところが、WHO（世界保健機構）や透析の患者の塩分摂取量の目標値は、何と5ｇ！ 通常の日本人の食事1食分とも考ええられる塩分量なのです。それほど塩分の害は、健康被害をもたらすといえます。

　またカリウムは農作物、果物、海藻などすべての商品原材料に含まれていて、摂取制限をすることが難しい栄養素です。食べ物の制限が厳しい腎臓障害になる前に、何とか健康維持できるように自己管理を行いましょう。腎機能障害がなくても、減塩を心がける目安にしてみてはいかが？

カリウム、タンパク質制限
○ブロッコリーとポテトのサラダ
○マッシュルームまたはエリンギとツナまたは鯖のトマトソース炒め
○豆腐と玉ねぎの味噌汁
○レンコンのきんぴら
○燕麦入りご飯
　　えんばく
煮込み料理は、腎機能障害がある人には不向きといえます。

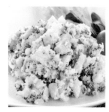 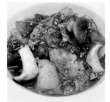 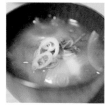 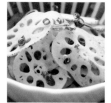

○サプリメント

　老若男女を問わず、サプリメント(健康補助食品)を健康促進に愛飲されている方々が多いようです。

　特に60歳以上の女性。日本のサプリメント業界は今から30年ほど前、サプリメント王国であったアメリカから入ってきて、現在までにサプリメント市場が確立されたのです。これまで

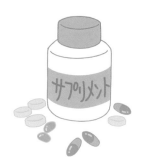

の「食べて健康になる」という栄養の概念から、「飲んで健康になる」という機能性を追求した合理的時代になったのです。

　サプリメントが広まるようになった背景を考えて、本当に健康補助に必要か。必要であれば何が必要なのか。しっかりした知識を持たなければなりません。

　アメリカでは医療保険制度が日本と異なっていて、病気にかかると高

額な医療費が必要となるため、日頃からの健康の維持に関心が 高く、薬よりも安いサプリメントが幅広く普及するようになったと考えられます。また台湾や中国では、今でも漢方薬を健康維持に使っています。病気になった際に、地理的にすぐにお医者様に診てもらえないなど、民間療法で健康維持することが 受け継がれてきたのでしょう。

　薬は厚労省の認可を得て販売されていて、効能や効果が即刻認められます。そのかわり副作用なども考えられるため、医師の処方箋や薬剤師の指導がなければ手に入らないようになっています。

　一方、サプリメントは病気の治療の役目はなく、毎日の食事の中だけでは不足しがちな栄養を補うために開発された食品の総称です。各個人の責任で選び自由に飲むことができます。アメリカのサプリメントは、FDA(アメリカ食品医薬品局)の認証という安全性が担保されていて、これが日本国内でサプリメントが受け入れられた理由でしょう。但し、薬ではありませんから多少飲んだからといって、簡単に結果が出るとは思えません。またサプリメントの種類によっては、薬の作用を阻害することも十分ありますので、どのサプリメントが望ましいのか、お薬を飲んでいる方は医師に相談することが必要です。

　例えば、田七人参や高麗人参。韓国や中国へ行くと複雑な根っこの人参系のドリンクや乾燥サプリメントが販売されています。健康改善を目的として購入し、毎日欠かさず飲んでいる人も多いようです。実は、根っこ系のサプリメントは、血圧の低い人には望ましいのですが、血圧の高い人は避けるべきものです。血圧の薬を飲んでいる方が、高麗人参や田七人参を飲むことは避けるべきでしょう。

　健康やサプリメントに関する情報は、テレビやインターネットを通じて玉石混交集まっています。サプリメントを飲んでいる人は人口の３割。過去、飲んだことがある人は８割との報告があります。自分の健康状態を把握し、自分に何が必要か正しい知識を持ちましょう。

　サプリメントは、成分により分類されています。

◆健康食品とは

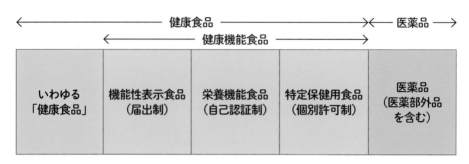

○特定保健用食品

　テレビで「トクホ」という言葉を耳にします。「トクホ」とは体の生理学的機能を改善する保健機能成分を含み、血圧 、血中のコレステロールを正常値に保つのを助けるなど、特定の効能が認められその効能を表示することを消費者庁から許可された食品をいいます。

　但し、トクホの認定を受けるには高額な申請費用が必要ですので、いくらいいものでも申請されていないものもあります。現在では1140品指定されていますが「トクホ」と聞いて飛びつくのではなく、本当に必要なものかどうか見分けなければなりません。

　歯科の立場からは「自分の歯で噛んで、食事から十分な栄養を取ることが何より健康維持につながる」と考えてます。噛むことの重要性を改めて呼びかけます。決して飲むだけ、数回噛めば飲み込めるなど簡略化された食事にならないように高齢者本人、見守る家族それぞれが「食事の意義」を考え直したいものです。

○栄養機能食品

　通常サプリメントといわれます。表示は加工食品となります。

○機能性表示食品

　特定保健用食品「トクホ」は、事業者が出した申請に対して国が認可

を出すものです。もちろんお金も時間もかかります。

　そこで2015年に事業者の責任において科学的根拠に基づき、特定の保健の目的が期待できるという機能性を表示した食品が届け出によって表示できるようになりました。あくまで国の責任ではなく、事業者の責任です。

ところが「トクホ」も「機能性表示食品」も特別な良いものというイメージを持ち、認識不足のまま飲んでいる方が多いようです。 機能性表示食品は届け出だけで認証されるものという認識を改めて持つべきです。機能性食品による健康被害は、あくまで事業者と消費者の責任で選んで飲んでください。

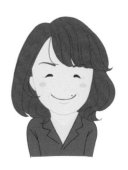

第9章　大切なのは健康寿命

健康を維持するには、予防が大切です。

　自分の健康の現状を知ることが、まず第1の解決するスタートラインです。そのためには検診（レントゲン、血液検査、専門の医師との問診など）を行い、ご自分の健康状態を知ることが必要です。検診を定期的に行なうことで、ご自分の健康状態 の推移が 伺えます。

　但し、検診はあくまで病気を見つける、問題を見つけるためであって、検診そのものには予防する役目はありません。

　予防はあくまでも、病気にならないためにどういう工夫をこらしたらいいのか、どんな事に気をつけたらいいのかを実践することです。検診だけを受けて安心してはいけません。

　外来治療費は、45歳を境に次第に増えていくこと。入院治療費は75歳を境に急激に上がり、今や医療費は38兆円とも 報告されています。歯科診療に関しては、あまり差がありません。薬剤は、反対に上がる一方です。

　最近のニュースでは、介護保険を使う高齢者に対して近い将来、2割負担にするということが話題になっていました。

　但し、コロナ感染症問題を抱える現在では、高齢者の通院が困難になり、受診回数が著しく減少しています。受診回数が減っても健康維持ができていければ望ましいことでしょう。

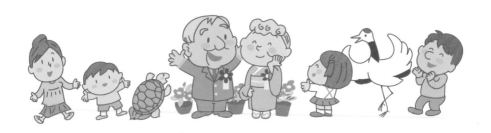

◆日本の国民医療費

		1990年度	1995年度	2000年度	2005年度	2010年度
国民医療費		20兆6,704億円	26兆9,577億円	30兆1,418億円	33兆1,289億円	37兆4,202億円
内訳	入院	41.5%	36.8%	37.5%	36.6%	37.7%
	入院外（外来）	45.7%	44.3%	41.5%	38.8%	35.1%
	歯科	9.9%	8.8%	8.5%	7.8%	7.0%
	調剤	2.6%	4.7%	9.2%	13.8%	16.4%

　健康で医者いらず。体の不都合は、長い間の食事の影響と考えられますので、高齢になって慌てることなくご高齢の身内を見守りながら、将来のご自分の健康管理に役立てていきましょう。

○ 健康寿命とは

　健康寿命とは、病気で寝たきりにならず、自分の意志で自立して生活することが可能な期間、すなわち自分の意志で生活できる状態のことです。健康から病気になり衰弱、痴呆、介護などが必要となる期間は男性で9.11年、女性で12.53年。ほぼ10年前後の病院通いを強いられるというわけです。

◆平均寿命と健康寿命の差

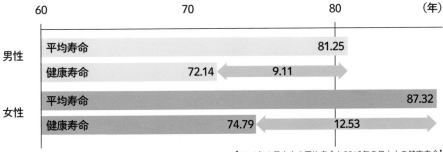

【2019年の日本人の平均寿命と2018年の日本人の健康寿命】

いかに健康寿命を延ばしていくか、それは若い頃からの食事、適度な運動がポイントといえます。そして高齢になるとそれらに加えて、前向きな姿勢やストレスをためないことなど、精神的な気持ちの持ち方が健康にはついてまわります。

◆平均寿命と健康寿命の推移

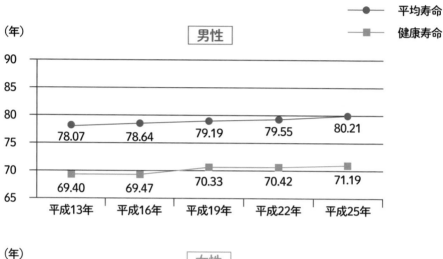

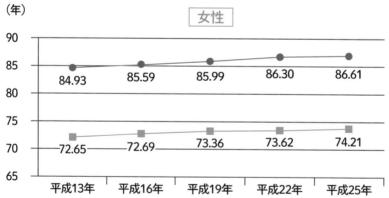

【資料】平均寿命：平成13・16・19・25年は、厚生労働省「簡易生命表」、平成22年は「完全生命表」

①朝食を抜かない、習慣づいた食事 を取り、体を維持する
②生活習慣病を予防する
③適度な運動を続ける
④十分な睡眠
⑤ストレスをためず、前向きに生きる
⑥ダイエットより体重減少対策を行う
⑦字を読む、字を書く、など痴呆対策を行う
⑧おっくうがらずに外出をすること

　他にもいろいろな健康寿命を延ばす方法があると思います。

　上記①〜⑧は、年齢により目標目安が違います。60歳から70歳の方は、いずれも目標にできますが、70歳を超え80歳になると目標は限定されます。90歳を超すと①を目標に、体重と筋力減退がないようにすることしかありません。食べることで体力、筋力を維持することは、決して当たり前ではなく大変難しいことなのです。

　近年「食育」は健康の基礎として当たり前のように使われています。医療の現場での「食育」とは「日本食養道」を礎に行われてきました。

　この食育の起源は、「国民の体格の向上と日本精神の強化」を目的として1900年にさかのぼるとされています。

　1900年、近視眼が社会的な問題となりました。日本歯科大学は「日本食養道」の知識を基に配食を行い改善され、これが学校給食の始まりとされています。「日本食養道」から健康は食事により、食育により大きく改善されることが裏付けられたのでした。この時期の「食育」は健康改善を目的とした、いわば「食治療」というわけです。

　今から100年以上も前に、予防医学のリーダーとして、歯科医師の役割を「食育」に宣揚していたのですから、先見性を感じずにはいられません。

「歯科の先生がなぜ、食育？」と思われがちですが、歯科医師の重要な役目は、口から入る食物の選択を行い口から始まる栄養を指導することにあるというわけです。

「今までの医学は、療育医学でありまして予防医学の方はあまり発達していない。病気をしてから治療するばかり力を入れて、病気にかからないようにしようと云ふ方面は割合に看過されていたのであります。歯科医師は、この予防医学のリーダーとして、その責を果たさなければならないと思ふのであります」

日本歯科大学は、「口腔衛生は、歯牙（しが）の保存保持だけでなく、口腔歯牙（こうくうしが）を経由する食物の品質の良否を鑑別すること」と歯科医療の原点を食べ物に見出し「日本食道」を歯科医師の志と説いたのです。

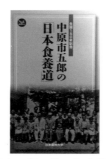

中原市五郎の「日本食養道」

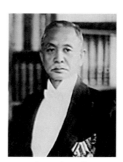

中原市五郎

日本食養道の教え

日本の医学、歯学の教えは、石塚左玄（いしづかさげん）の「日本食養道」、すなわち健康であるには、食べ物が 体の基礎を作るという教えから始まりました。1900年、近視眼が社会現象のように流行していました。

この近視眼を、石塚左玄（いしづかさげん）の弟子であった日本歯科大学創立者　中原（なかはら）市五郎（いちごろう）が、食事によって治すことを試みたのでした。独自のメニューを作り、配食を行い近視眼を改善したのです。

そして戦後、日本人の体格の向上と精神強化を目的に食の指導が行われ、世界でも認められる長寿大国を作り上げたのでした。

ところが、あまりに進歩し過ぎた農業技術や機械化に「食べ物すべてが栄養になる」という時代を超えて、反対に選んで食べないと健康を害する時代となったのです。

日本食養道の教え
1、主食は米
2、玄米を主食とし、米6分、野菜3分、魚肉1分
3、野菜は季節物。甘皮を捨てず、茹でこぼさない
4、味噌汁と古漬け
5、海藻を食べること
6、胡麻塩、鉄華味噌、大根おろしは食卓の番兵
7、味付けは塩、胡麻油、菜種油。白砂糖は使わない
8、充分に噛み、腹八分目
9、白米、パン類、獣肉、白砂糖、果物、菓子、牛乳、卵は、
　　節すべきもの
10、飲み物は、番茶、玄米茶

そして、今から43年前（1977年）アメリカ栄養審議会でも、病気の原因は、単に栄養不足ではなく、栄養の偏りなどの食週案が関与することが報告されました。そして、その改善方法は、

1、炭水化物の摂取量を55〜60％に増やす
2、脂質の割合を30％に抑える
3、飽和脂肪酸を10％に抑える
4、コレステロールを1日に300mgに抑える
5、砂糖を15％に抑える
6、塩を3gに抑える

という指導法でした。まさに、日本食養道の食育の教えに重なりあう内容です。

　一緒に食べる人が少なくなり、一緒に食べる時間も短くなり、食べることの楽しみが見つけられない時代となっています。「食べたいけど、食べれない」、そういったことがないように、**食べることの楽しみ**をいつまでも持っていたいものです。

　食べるために、お口の中の衛生管理と食事による栄養管理、周りの家族で管理してあげましょう。

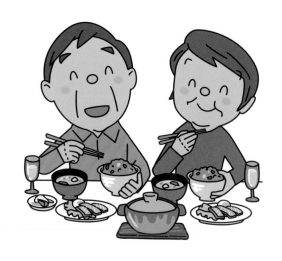

第10章 災害時に備えた高齢者のための食育の知識

　これまでは地震など自然災害はめったに起きないと、決めつけていたかもしれません。確率の低い災害のために、自治体では「防災食」「保存食」として５年保管できる特別食が管理されていました。

　ところが地球温暖化が原因で異常気象が相次ぎ、大雨をもたらしています。またコロナ感染症といった過去にない社会現象も起きています。普段と特別の区別がない時代です。外出時自粛や出かけたくても出かけることができない高齢者は、普段からいつでも利用できる常備食を備えておくことが必要でしょう。高齢者にとって外出自粛は、運動不足や認知症の進行につながります。見守る家族が一緒に住んでいるとは限りません。

　平常食と災害食の区別することなく普段から食べることができ、長期保存できる食材を常備食としておきましょう。冷蔵や冷凍ではなく常温で保存できるものが、より望ましいでしょう。

　日本歯科大学新潟生命歯学部 食育健康科学講座では「日本産」「新潟産」の食材にこだわり、日本食養道の知識を基に、常温で保存できる食品の研究開発を行ってきました。これらは安全安心な国産の農作物を使い、最低限の保存剤や化学調味料を使った食品です。販売を目的に作ったわけではありませんのであまり知られていませんが、栄養と咀嚼（そしゃく）の両面から考えました。

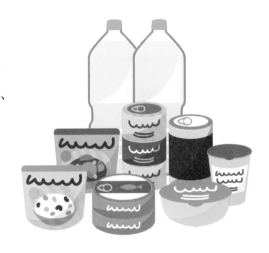

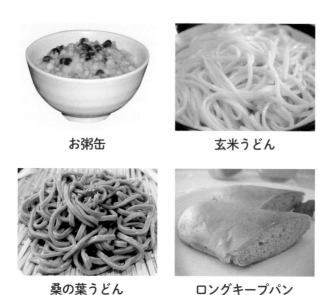

お粥缶　　　　　　玄米うどん

桑の葉うどん　　　ロングキープパン

（日本歯科大学に鋳型生命歯学部食育健康科学講座 監修）

　健康で長生きするには、本人、家族を始めとする周囲の見守り、大きくは社会全体の理解と協力が必要です。1人でも、不都合なく生活していける状態を維持してあげたいものです。

第11章

高齢者の口腔内管理

前章まで「噛むから始まる食育」について見直してきました。最後に食べるための口腔内の衛生管理についてまとめてみました。

衛生管理とは歯磨きが何より効果的です。

1 歯の磨き方

1日の中で歯ブラシをする時間帯(起床した間もなく、毎食後、就寝前など)を質問すると、「毎食後」と答える方がほとんどです。食べた後に歯垢がたまらないように、洗浄する考え方でしょう。

きれいな口腔内で食事をすることが、ばい菌を食事と一緒に体に入れないというのも納得です。食前、食後の歯ブラシ、いずれも美味しく食事をする下準備、健康への配慮であることに間違いありません。高齢者にとっての歯磨きは、口腔内を清潔に保つだけではなく、お口の周りの衰えを防ぐ機能訓練の一部でもあります。

望ましい歯磨きの仕方を学び、オーラルフレイル予防につなげましょう。

まず、どの例が自分の口腔内の状態に1番近いか、参考にしてください。

例1)全部ご自分の歯

例2)部分的に入れ歯

例3)総入れ歯

例4)全く歯がなく、入れ歯もない

大きく分けると以上の4例です。

例1)全部ご自分の歯

　　　ほとんどご自分の歯で、80歳を越しても32本から28本(親知らずの有無)の歯が健在している高齢者の方がいらっしゃいます。

　　　遺伝的要素とブラッシングなど家庭内の指導がよかったのでしょ

う。感心させられます。

　歯の土台やエナメル質の問題はありませんが、やはり何十年もの間使っていると歯の表面の問題より、歯肉(ピンク色の歯茎と呼ばれる部分)の後退、奥歯の噛み合わせなど予想外な問題が出てきます。

　お年寄りは「顎が痛い」「こめかみあたりが痛い」「ごはんが食べれない」、そういった症状を訴えられることが多くなります。金属でしっかり治療した奥歯も金属はしっかりしたままでも、自分の骨や顎は加齢と共にもろくなりますので、噛めば噛むほど顎に負担がかかる場合も出てきます。

　歯肉の後退がないように、優しくしっかりと磨いてあげましょう。

歯ブラシの選び方

　歯ブラシは昔と違い、毛先の長さ、毛先の硬さ、形状の違いなど様々な種類があります。

◆歯ブラシの選び方

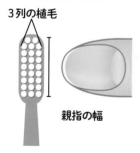

適正サイズ

3列の植毛

親指の幅

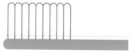

切り口

平らな切り口が磨きやすい

　歯ブラシのサイズは、親指の幅と毛先の長さが同じくらいのサイズが適正でしょう。結構短いものです。

　歯ブラシは毛先の硬さの違いによりH(硬い)、M(普通)、S(柔らかい)、SS(かなり柔らかい)に区別されます。硬い方がよく磨けるわけではありません。

　毛先の形状も平らなもの、山切りカットのものなど様々です。

　若い頃は歯の表面が白くなるようにごしごし磨く人が多いため、MやHのように硬めを好み人が多いようです。ところが加齢と共に、歯の表面より歯肉と歯の

間を丁寧に磨くことが必要です。その際に、固い歯ブラシは刺激が強すぎて歯肉の後退につながりますので、軟らかいブラシで優しく磨きましょう。磨くというよりマッサージをするイメージです。

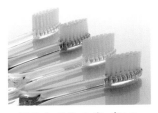
平らな毛先の歯ブラシ

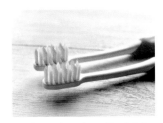
山切りカットの歯ブラシ

　硬い歯ブラシも柔らかい歯ブラシも毛先の状態(毛先が開く)を目安に歯ブラシを新しいものに交換しましょう。歯ブラシの開き具合で、洗浄率が低下します。

◆歯ブラシの開き具合によるプラーク除去率

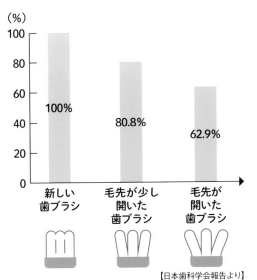

【日本歯科学会報告より】

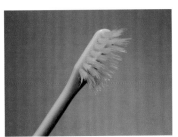
毛先が開いた歯ブラシ

よく、歯ブラシにキャップをして保存している人がいます。キャップは、移動する際に他のものから形状を阻害されないための保護をすることが目的です。決して濡れたままでのキャップの装着は行わないようにしましょう。生乾きは雑菌が発生し、次のブラッシングの際に雑菌が口腔内に入る危険があります。

　では、どんな部分に汚れがつくのでしょう。

　ご自分の天然歯にも治療済みの歯、部分入れ歯にも同じように歯石は沈着します。

歯石のつきやすい箇所

　加齢と共に歯茎は後退し、弱くなっていきます。わかりやすくいえば、しっかりとした土壌（歯肉）に根っこ（歯根）がしっかり埋まっていたのが、砂地のような土壌に根元だけが埋まっているように抜けやすい状態になっていきます。

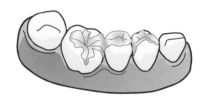

パラインレーブリッジ

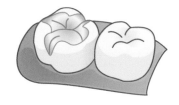

インレー

　神経を取って金属でかぶせた歯を入れたからといって、一生不都合がないわけではありません。治療済みの歯が栄則的に使えるかというと、「食べ方とお手入れ」によって個人差が出ますので、治療が終わったからといって安心せず、そこからがお手入れの始まりです。

　歯茎の後退を防ぐためには、歯ブラシの仕方がポイントです。

まず、鉛筆持ちした柔らかめの歯ブラシで小刻みに歯頚部をブラッシングします。歯面をごしごしブラッシングするより、歯間に汚れが付着しやすいので丁寧に優しくブラッシングしましょう。義歯と天然歯との間は、どうしても食物残渣が詰まりやすくなります。その際には、歯間ブラシを使います。また、通常の歯ブラシが届きにくい、磨きにくいところには、タクトブラシを使いましょう。時には、歯間ブラシを使うこともお勧めします。

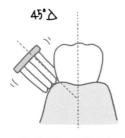

歯ブラシの当て方

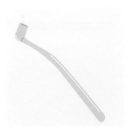

タクトブラシ

歯間ブラシとつまようじの違い

○つまようじ

つまようじは、詰まった食物残渣を押し出すだけの役割です。

詰まったものを取り除くことができたら、つまようじで歯間をごしごしすることは止めましょう。すっきり感はありますが、歯ブラシのように清掃機能はありません。

○歯間ブラシ

歯間ブラシには、いろいろな種類があります。

歯間ブラシは字のごとく、先にブラシがついていて清掃機能を持ちます。

必ずしも、清掃のために歯間ブラシ

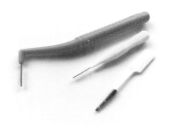

やフロス（糸状の清掃用器具）を使った方がいいわけではありません。口腔内は個人差があります。専門の歯科医師の先生に相談して進めましょう。

　歯間が大きくても、歯間ブラシはなるべく小さいものを選びましょう。歯間ブラシでごしごししていると、歯間が大きくなることもあります。あまり隙間がない方は、歯間ブラシではなくフロス（糸状の洗浄器具）を使った方がいい場合もあります。

　そして、歯肉から歯面に向けてかぶせるようにマッサージ感覚でブラッシングをするが望ましいでしょう。

　食事を取り、しっかり咀嚼することで唾液が出ます。

　天然歯は、唾液によってむし歯予防になります。しっかり食事をとって唾液を出すことも健康な歯の維持につながります。

歯間が大きい人向け

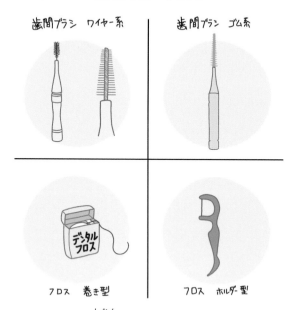

歯間が少ない人向け

部分入れ歯とご自分の歯を両方持っている人は、歯ブラシと義歯ブラシ両方が必要になります。

例2）部分入れ歯の場合

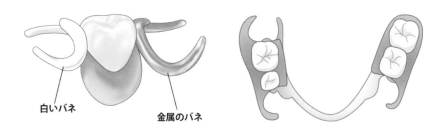

白いバネ　　　　　　金属のバネ

　ご自分の歯と義歯の両方使っている高齢者がほとんどでしょう。特に義歯をご自分の歯に引っ掛けて作ってある部分入れ歯の方は、奥歯が残っている場合と前歯が残っている場合があります。
　変色して明らかに歯石とわかる場合と、白っぽくて歯石とわからない場合もあります。いずれも、歯石が病気の原因菌ですから除去しなければなりません。ところがこびりついた歯石をはがしとると、歯茎に埋まっているはずの根っこがあらわになり、かなりのぐらつきが起こるという状況も起こります。若い頃は、歯根はしっかり歯肉(歯茎)に埋まっていますが、高齢になると埋まっている部分が少なくなってくるからです。その歯に義歯を引っ掛けている人は、もっと負担が強いられ弱っていきます。総入れ歯に移行しないように気をつけることが必要です。歯肉が後退してくると知覚過敏になり、冷たいお水がしみる、熱いお湯がしみるなどの症状が出ます。磨き残しで不潔になると雑菌が増え、知らないうちにお口の中から体の中へ入り病気の原因となります。お口は病気の入り口！
　最も簡単などこでもできる清掃法は、「ぶくぶくうがい」です。食後やお口の渇きが感じられたら実行しましょう。外出から帰っ

た後、殺菌のためにもうがいは効果的です。

汚れのつきやすい箇所

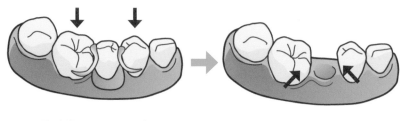

維持装置をかける歯 → 入れ歯と接している面

　部分入れ歯の場合、歯ブラシと義歯ブラシと両方の洗浄器具が必要になります。

　歯ブラシは、歯磨き粉を使って洗浄しますが、義歯は、専用の義歯洗浄剤を使って洗浄しましょう。部分入れ歯の洗浄方法は、総入れ歯の洗浄方法と同じですので、**例3）**を参考にしてください。

例3）総入れ歯の人

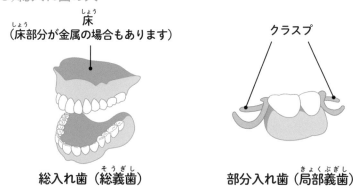

床
（床部分が金属の場合もあります）

クラスプ

総入れ歯（総義歯）　　部分入れ歯（局部義歯）

　私は総入れ歯だから歯ブラシはしなくていいと思われている方がいらっしゃいます。

　「総入れ歯（総義歯）だから、もうむし歯にならない」という理屈だ

そうです。「歯がないのに歯茎が痛いのですが、どうしてですか」といって受診されます。

　歯がないからむし歯にならないし、痛くもならないから歯ブラシも義歯洗浄もしなくていいというわけではありません。これは大きな間違いです。義歯にも歯石や汚れが溜まります。こびりついた汚れは、水洗いだけでは取れません。

　義歯についた歯石や歯垢は、自然の歯（ご自分の歯）につく歯石と同じように、ばい菌の巣です。このばい菌は、唾液と一緒に体や血管の中に入り、病気を誘発することがあります。

　菌が体の中に入らないように、口腔内清掃が必要です。

　義歯を歯ブラシで磨く人もいますが、傷がつきやすいので、できれば義歯専用の義歯ブラシを使いましょう。歯磨き粉には、研磨剤が入っていますので、なるべく研磨剤の配合されていない義歯専用歯磨き粉の方が望ましいでしょう。

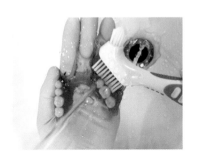
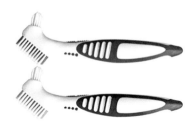

義歯ブラシ

義歯の洗い方

①流水で水洗いします

②時々、義歯専用洗浄剤を使い、洗います

③入れ歯洗浄剤をなるべく毎日使って洗浄するようにしましょう。但し、入れ歯洗浄剤を使用する場合、溶液は保存して使用せず、毎回作って洗浄します。使用後は流水でよくすすいでください

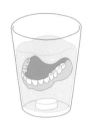 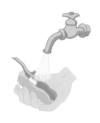 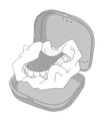 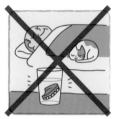

　そして重要ポイントは、入れ歯洗浄剤に1晩中浸けておかないということです。長くつけておけば、さらにきれいになるという判断は間違いです。

　「あまりに入れ歯(総義歯)の調子がよく、夜も外すことなく、ご自分の歯が存在していた時と同じように、歯ブラシで歯磨き粉をつけて磨いています」という高齢者の方がいらっしゃいました。いくら痛みがなくても、調子が良くても、義歯やお口の中は雑菌でいっぱいです。歯科医師の先生は、義歯が完成し患者様に渡す際には、取り扱いの注意事項を説明し書面で渡されます。注意事項を守って、毎日外して必ず洗浄を行いましょう。決して、ご自分の歯とは違います。

例4）歯がなく、入れ歯をつけない人

　せっかく総入れ歯(総義歯)を作ったのに、痛みがあってずっと入れていない人、病気や怪我が原因で入れ歯を外したままの人がいます。

　入れ歯(総義歯)はちょっとしてことが原因で、痛みを感じるようになります。作ったら最後ではありません。ご自分の歯と同様に感じられるまで、長く使いこめるように歯科医師の先生に調整してもらいましょう。

　歯の根っこにあたる部分(残根)が残っている場合もあります。高齢になると痛みに鈍感になるといわれていますが、何もせずほ

おっておいていいわけではありません。

　残根部分に歯石が付き、歯茎が炎症を起こして真っ赤に腫れていることもあります。

　いくらやわらかいブラシでも痛みがある高齢者の方は、スポンジブラシを使うこともお勧めします。

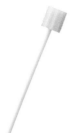

スポンジブラシの使い方

①水に濡らし水を含んだスポンジを軽く絞ります

②拭くようなイメージで、残根周りや、歯茎の周りをなでるように清掃します
頻繁に水洗いして、何度も清掃を行いましょう。もし歯磨き粉を使う際には、研磨剤無配合の歯磨き粉を選びましょう

③スポンジブラシでの清掃が終わったら、ぶくぶくうがいを行い、口腔内を清潔にしましょう。液体口腔洗浄液を使っても構いません

④スポンジブラシは、よく水洗いし乾かして保管しましょう。濡れているときは雑菌がわきやすいからです

　歯がないので歯ブラシをしなくていいわけでは、決してありません。

　但し、入れ歯があっても軟らかいものだけを食べていると顎堤（歯茎）は退化し、高さがないようになりますので、自然と入れ歯が合わなくなることもあります。

　歯も入れ歯もなく歯茎で食事をされている高齢者の方は、ぶくぶくうがいをすることで、顎堤の周囲に食物残渣が溜まることが防げます。

口腔内は歯がなくてもコケや雑菌がわきますので、粘膜清掃を行いましょう。

舌苔の汚れ、ほおなどの粘膜清掃を行うには、こういった清掃道具を使いましょう。時には、マウスウオッシュなど液体洗浄剤を使うこともいいことです。

その他口腔内の洗浄方法

○舌、粘膜の衛生

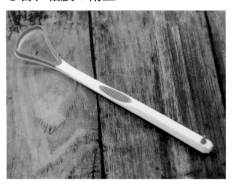

義歯の有無に関わらず、舌の清掃を行いましょう。

舌の表面は、柔毛組織と呼ばれる複雑な構造になっています。

口の中には、500種類 1 mg 中に10億個の細菌が浮遊していて、この10億個の細菌が、その舌にくっついていくのです。 この雑菌は粘り気があり、唾液の分泌を妨げるようになり、ひどくなると味覚障害を引き起こすようになります。清掃することで、味覚の改善と唾液の分泌につながります。

舌ブラシを使い、一方向から3度ほど汚れを優しくかき出します。刺激があり痛いと感じられたら、スポンジブラシを使って舌掃除を行いましょう。刺激が少ないので安心ですが、使用後の清潔な保存が大切です。スポンジブラシに水を十分に含ませて、なでるように舌の清掃を行ってください。いずれも、使用後は流水でよくすすぎ洗いを行い、乾燥させて保管してください。

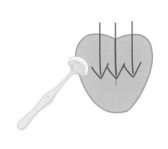

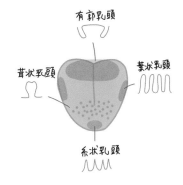

かき出す方向 　　　　　　　　　舌の柔毛構造<ruby>（じゅうもう）</ruby>

　高齢になるにつれ、１日に行う歯磨きの回数が少なくなっていきます。食事をおいしく食べるためには、歯の状態がよくなければなりません。口の中がねばねばする、口の中がカラカラ乾いている、口が締まりにくいなど気になることがあれば、自己判断をせず、歯科の先生に相談しましょう。

　あくまで、口腔内のブラッシング清掃の１例です。

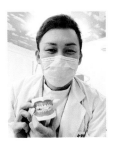

口腔清掃の指導
歯科医師　中野貴文

おわりに

　私たちの体の健康は、良くも悪くも、食事によって決まるといえます。病気の治療には、「薬」を使って改善しますが、同じように「食事」も薬の役割を果たしてくれます。病気の改善だけでなく、発病しないように、予防を行うこともできるのです。病状によって「薬」が処方されますが、食事も実は体調や病状によって、組み合わせや調理方法が違うのです。

　そして薬と食事の大きな違いは、食事は、「美味しい」「楽しい」など、精神的に幸福感や満足感を与えてくれる点です。

　旅行に行くこと、趣味を持つこと、美味しいものを食べること…こういった目標が持てるのも元気な時だけです。元気な時は当たり前のことが、自分自身でできない時期がいつかは来ます。私も仕事柄、コロナ感染症がなければ、日本中を駆け回っていました。元気なうちは、動いて、食べて、飛び回っていることが「元気の源」です。

　テレビやインターネットなどの視覚による情報が飛び交う中で、何が正しく何が求められているのか、分からない時代です。特に健康に関しては、いろいろな情報に支えられています。間違った、残念な情報もないわけではありません。

　これまでに「噛むから始まる食育」乳幼児・学童編を出版いたしました。乳幼児、学童期の食育は、成人してからの健康の基礎を作ることから、食べることにかなりの制限が必要といえます。高

齢者の健康に関しては、何の制限もなく、好きなものを好きなだけ食べることが長生きの秘訣。まずは、「食べること」「味わうこと」「美味しいと感じること」です。健康のための「食育」は、年齢や地域差などによって異なります。

　この本の「はじめに」で書き始めたように、100歳を超えるお年寄りは、7万人もいます。その仲間入りができるように、この本が少しでも参考になればと願っています。

　最後に、『噛むからはじめる「食育の新常識」　高齢者・介護ケア編』の出版にあたり、ご尽力いただきました方々に感謝申し上げます。

　株式会社コミックエージェント　伊藤様、わかりやすいイラストや表をありがとうございました。

　医療法人　博我会の理事職員の皆様、医療及び福祉指導のご協力感謝いたします。皆様のご理解とお力沿いが、今後の高齢者の健康寿命へ貢献できるよう努力していきたいと思っています。

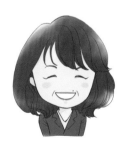

日本歯科大学新潟生命歯学部
食育・健康科学講座
客員教授　中野 智子

よだれ先生の「超実践講義」

「噛む」からはじめる
「食育の新常識」
高齢者&介護ケア編

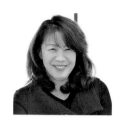

著者

中野智子
－なかの ともこ－

日本歯科大学新潟生命歯学部　食育・健康科学講座　客員教授、三重大学大学院生物資源学科微生物研究室　産学研究員などを兼任。学会、研究会で多数講演を行っている。口の中に入るウイルスを殺したり、食べ物を飲み込みやすくする「唾液」の大切さを広く知らせる活動をしていることから、「よだれ先生」とも呼ばれる。

第1刷　2020年8月31日発行

著　者　　　中野智子

イラスト　　伊藤曦琳（しーりん）（株式会社コミックエージェント）
　　　　　　※P37、52、80、86、87、90、92、95、
　　　　　　96、98(右端)、除く

編集・デザイン　株式会社ピーエーディー
山口香奈子　栗田正史

発行人　小宮英行
発行所　株式会社　徳間書店
　　　　〒141-8202　東京都品川区上大崎3-1-1
　　　　目黒セントラルスクエア
電　話　編集（03）5403-4332
　　　　販売（049）293-5521
振　替　00140-0-44392

印刷・製本　大日本印刷株式会社

ISBN978-4-19-865166-4

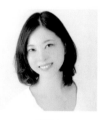

イラスト

伊藤曦琳
－いとう しーりん－

中国上海生まれ。10歳で来日。兵庫県神戸市育ち。株式会社コミックエージェント　取締役、堀江アートスクール塾長、デジタルハリウッド講師。大阪でマンガに特化した会社を夫と一緒に経営。「私たちは漫画・イラストで明るい世界を創ります」を理念に、マンガ・イラストのスクール、広告マンガの制作をしている。